Für Aatus, Tatu und Taika

Für alle Kinder und Erwachsenen,
die den Themen Angst und Angsterkrankungen
gegenüber stehen.

Herausgegeben von der Initiative Mindcolors
www.mindcolors.de.
Dies ist das erste Buch der Reihe MindOlino
www.mindolino.de

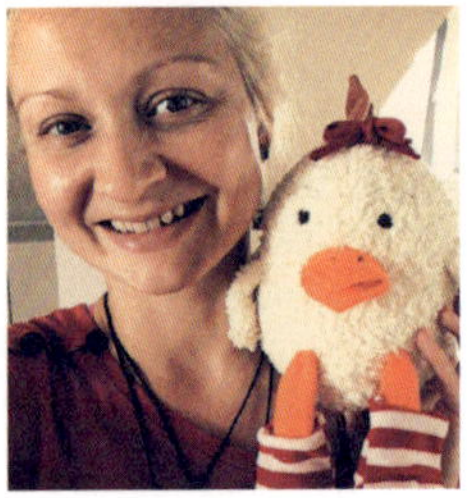

Paula Kuitunen wurde 1983 in Finnland geboren. Sie studierte Psychologie und leitet die Initiative Mindcolors, die sich für die Rechte und Entstigmatisierung von Menschen mit psychischen Beeinträchtigungen einsetzt. Dazu schreibt und illustriert sie Bücher zu den Themen psychische Gesundheit und Krankheit. Sie lebt mit ihrem Mann und drei Kindern in Dresden und trägt auch selbst ein Tabulu mit sich (spezifischen Phobie). Seit 2019 arbeitet sie zudem als Online-Beraterin für die Deutsche Angst-Hilfe e.V.

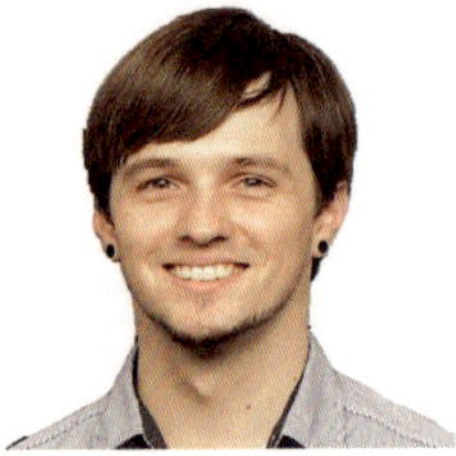

Dr. Dipl.-Psych. Sören Kuitunen-Paul wurde 1985 im Vogtland geboren. Von 2006 bis 2012 studierte er Psychologie in Würzburg und Dresden mit dem Schwerpunkt Klinische Psychologie. Schon während seines Studiums kam er fachlich dem Thema Angsterkrankungen näher, als er in der Abteilung für Angst- und Bindungsforschung am Universitätsklinikum Dresden arbeitete. Als Betroffener (Blut-Spritzen-Verletzungsphobie und rezidivierende Depression), fachlicher Berater der Bücherreihe MindOlino und Mitbegründer der Initiative Mindcolors möchte er für den Abbau von Vorurteilen bezüglich psychischer Störungen werben.

Paula Kuitunen

MEIN TABULU

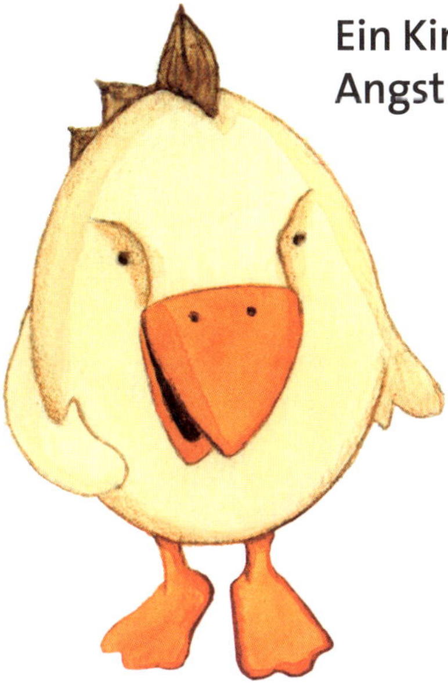

Ein Kinderfachbuch über
Angst und Angststörungen

Mabuse-Verlag
Frankfurt am Main

Bibliografische Information der Deutschen Nationalbibliothek
Die Deutsche Nationalbibliothek verzeichnet diese Publikation in der Deutschen Nationalbibliografie; detaillierte bibliografische Daten sind im Internet über http://dnb.dnb.de abrufbar.

Informationen zu unserem gesamten Programm, unseren AutorInnen und zum Verlag finden Sie unter: www.mabuse-verlag.de.

Wenn Sie unseren Newsletter zu aktuellen Neuerscheinungen und anderen Neuigkeiten abonnieren möchten, schicken Sie einfach eine E-Mail mit dem Vermerk „Newsletter" an: online@mabuse-verlag.de.

2. Auflage 2020

Kasseler Straße 1 a
60486 Frankfurt am Main
Telefon: 069-70 79 96-13
Fax: 069-70 41 52
verlag@mabuse-verlag.de
www.mabuse-verlag.de
www.facebook.com/mabuseverlag

Satz und Gestaltung: ffj Büro für Typografie und Gestaltung, Frankfurt/Main
Druck: Grafisches Centrum Cuno, Calbe (Saale)
ISBN: 978-3-86321-430-2

Printed in Germany

Liebe Leserinnen und Leser,

Angst hat verschiedene Gesichter: Einerseits ist sie hilfreich, wenn sie uns vor Gefahren bewahrt. Anderseits kann sie zum Hindernis für eine normale Lebensführung werden und dadurch enormes Leiden verursachen. Dann sprechen wir von einer Angststörung.
Etwa jedes zehnte Kind leidet unter einer Angststörung. Es ist notwendig, dass wir als Eltern und Erzieher den Leidensdruck des Kindes erkennen und angemessen darauf reagieren.
Wir Erwachsenen können in solchen Fällen unterstützend zur Seite stehen.
Die MindOlino-Bücher der Initiative Mindcolors werben für eine offene und akzeptierende Einstellung gegenüber psychischen Erkrankungen. Durch „Mein Tabulu" wollen wir Sie ermuntern, über tabuisierte Ängste und Leiden zu sprechen und sie gemeinsam mit Ihrem Kind anzunehmen.

Dresden, Sommer 2018

S. Kuitunen-Paul
Sören Kuitunen-Paul
Diplom-Psychologe

Paula Kuitunen
Paula Kuitunen
Leiterin der Initiative Mindcolors

Weitere Infos, Zusatzmaterialien und Antworten auf die spannendsten Fragen sind unter **www.mindolino.de** zu finden.
Besuchen Sie auch unsere Initiative, die sich für Entstigmatisierung, Inklusion und die Rechte von Menschen mit psychischen Erkrankungen stark macht: **www.mindcolors.de**

Hallo, ich bin Tabea und ich möchte dir meine Geschichte erzählen.
Ich bin sieben Jahre alt und liebe das Wasser und das Meer.
Zum Schulanfang habe ich von meinen Eltern den langersehnten Segelkurs geschenkt bekommen und bin nun seit einem Jahr Jungseglerin.

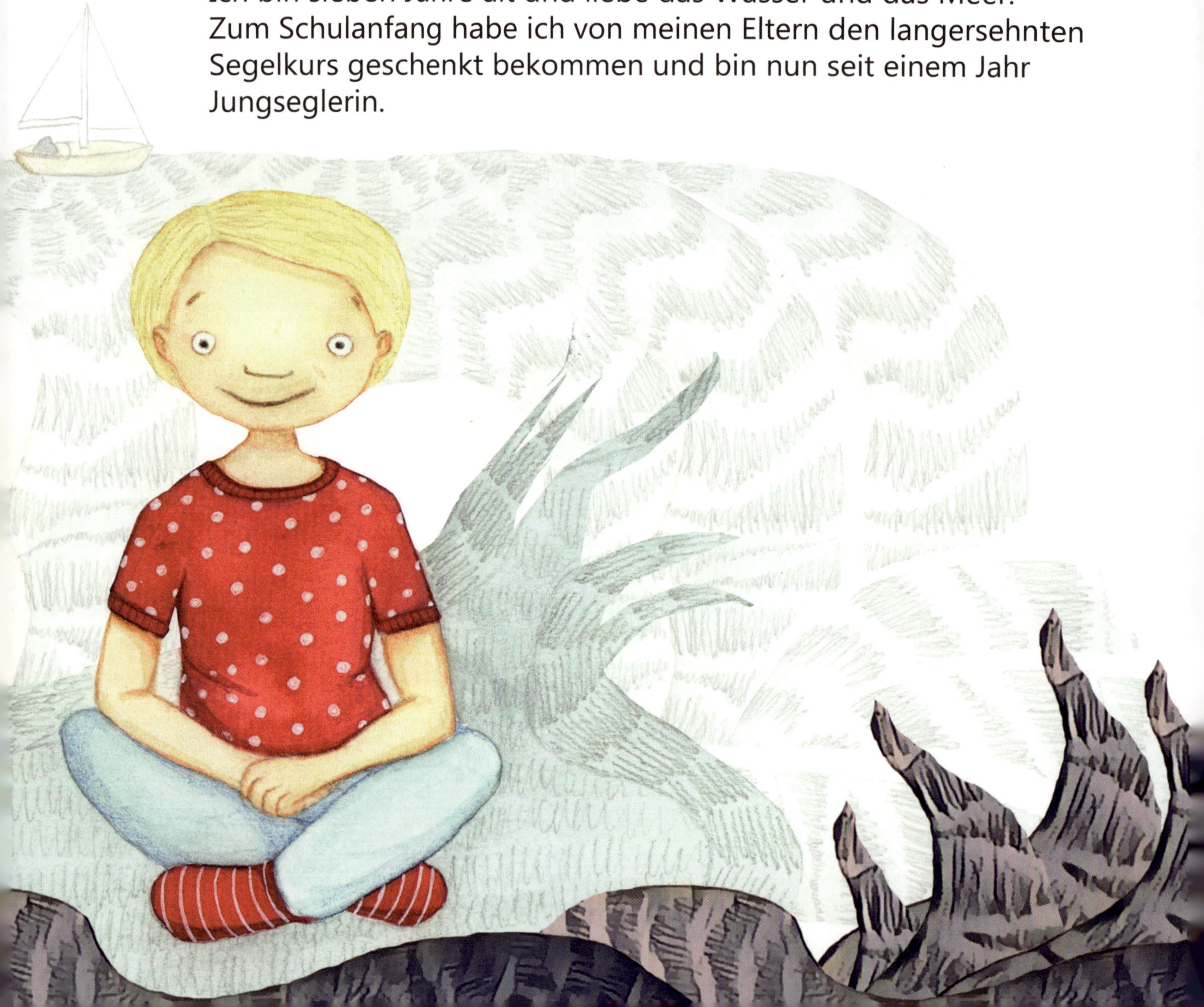

Mit meiner besten Freundin Clara zeichne ich eigene Comics. Wie schön, dass wir Nachbarinnen sind und uns häufig zum Zeichnen treffen können!

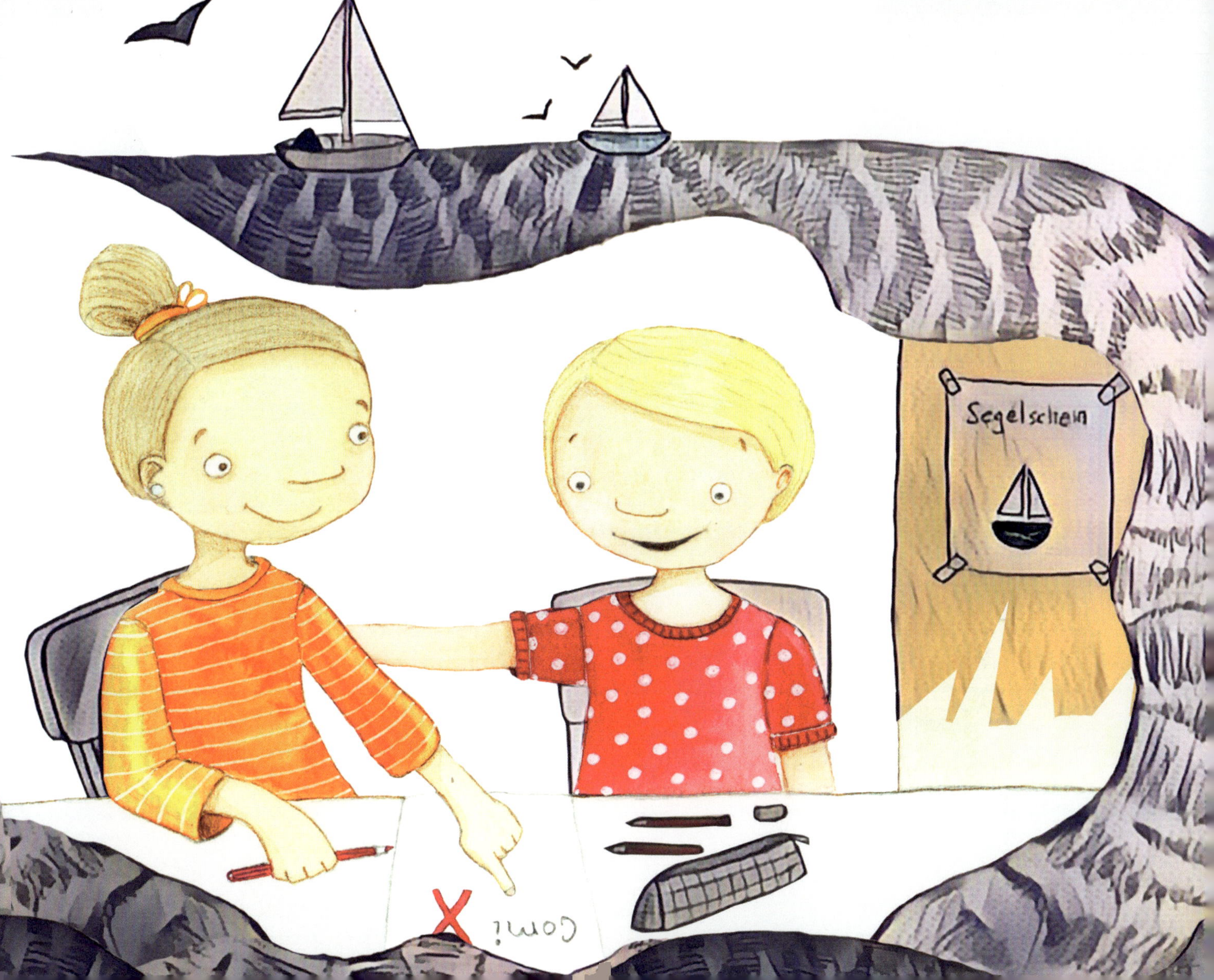

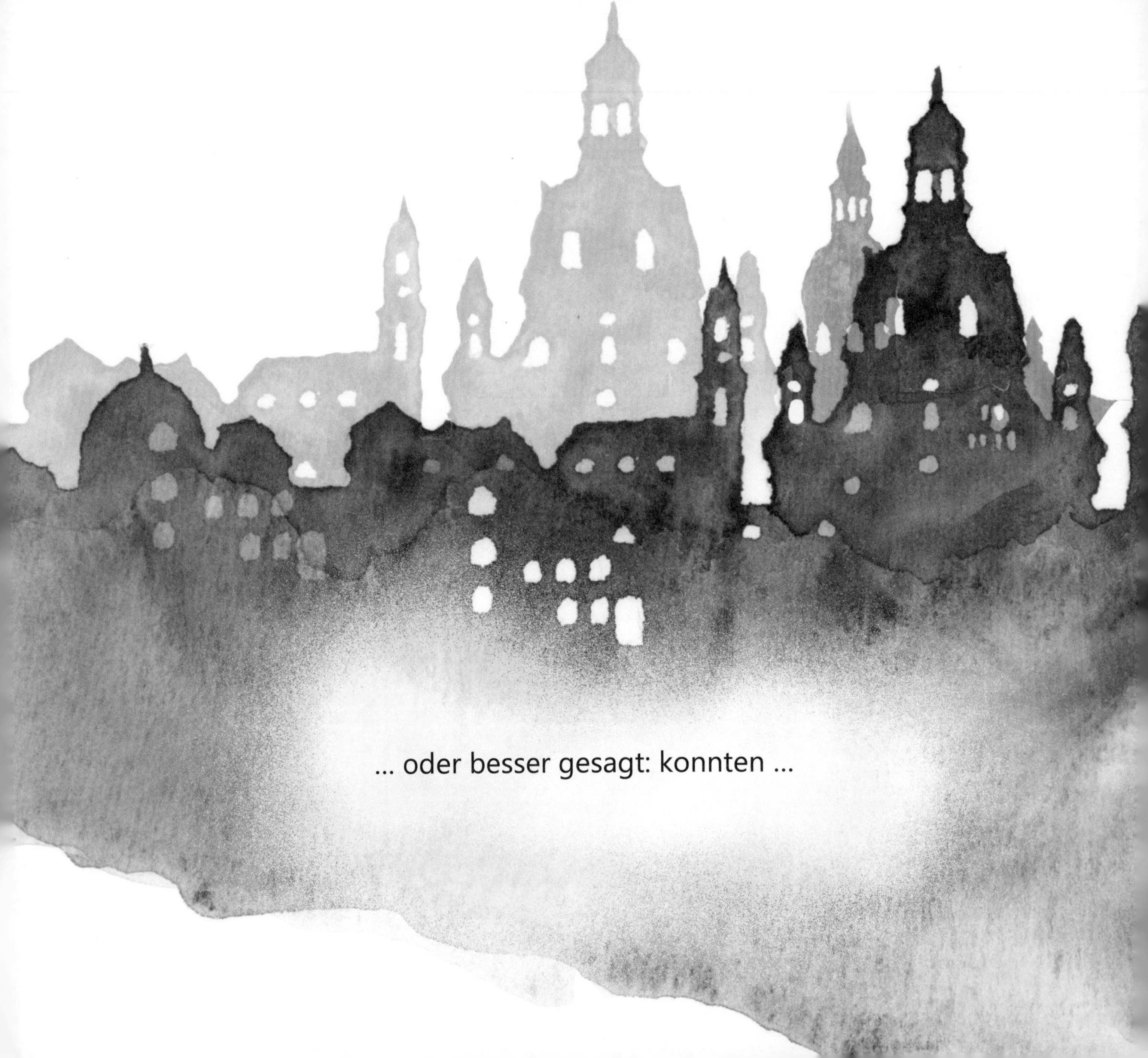

… oder besser gesagt: konnten …

... bis ich letzten Sommer umziehen musste.

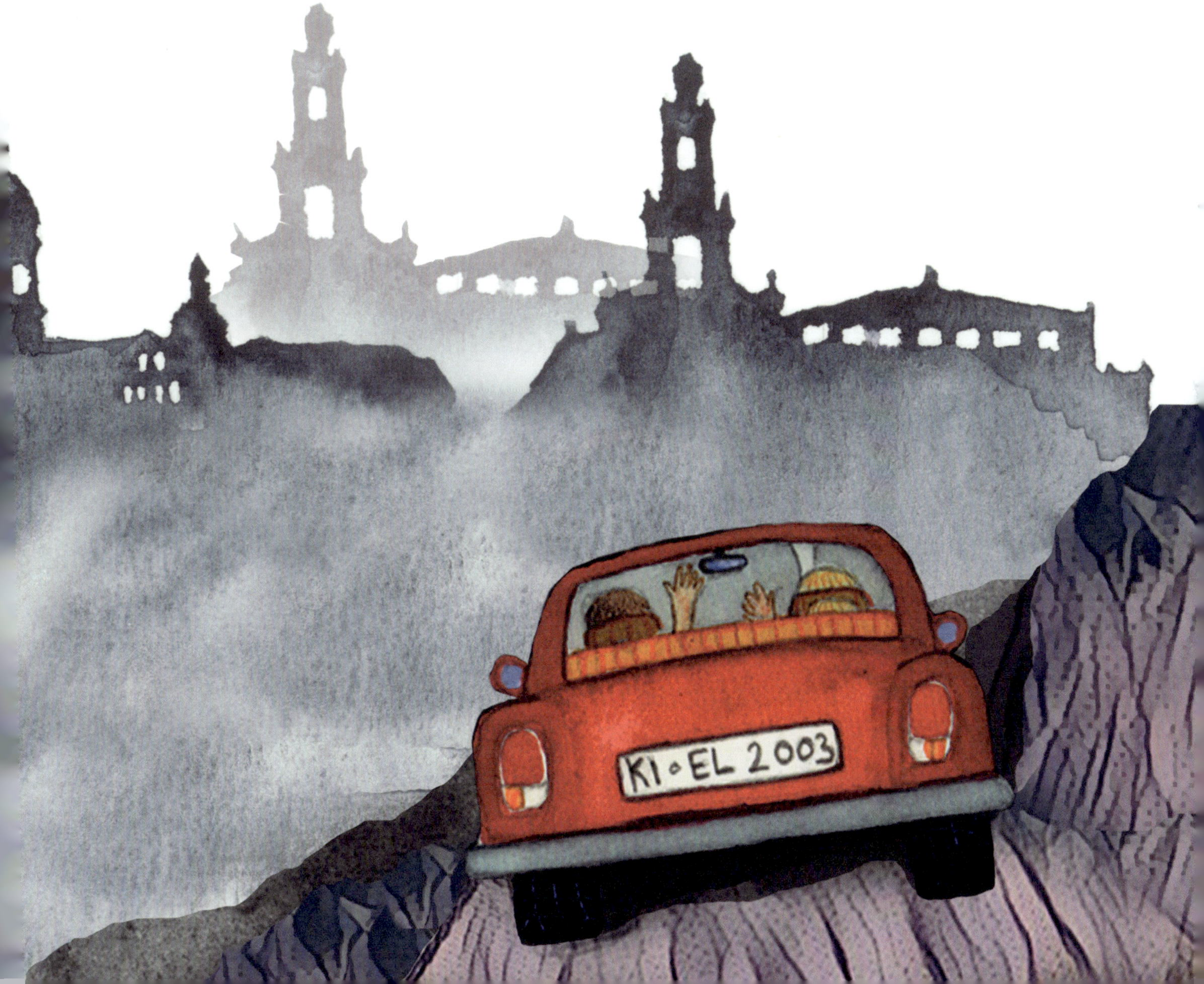

Doch das ist nicht alles. Mit dem turbulenten Umzug änderte sich nämlich so einiges in meinem Leben. Die allergrößte Veränderung für mich war aber, dass ich

TABULU

kennenlernte.

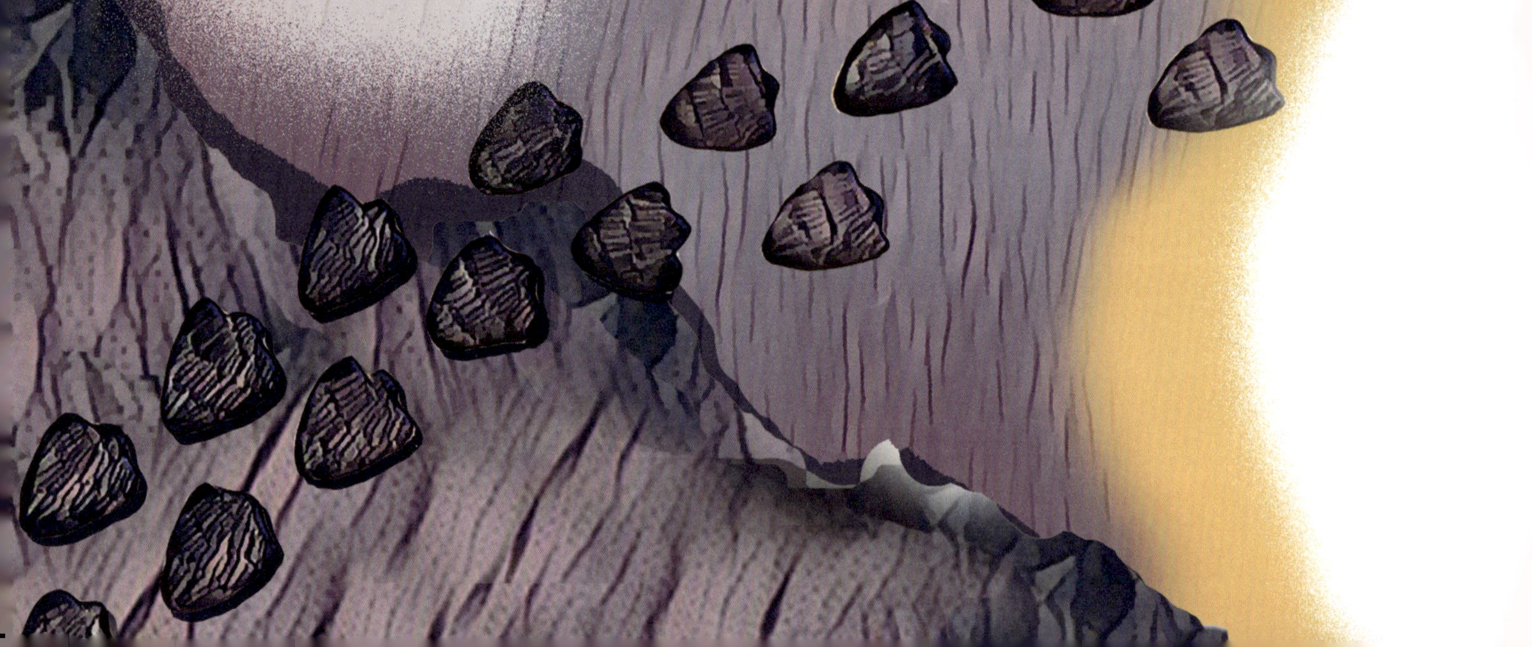

Als ich mich vor meiner neuen
Klasse vorstellen sollte,
hockte es auf einmal
auf meiner Schulter.
Aber was die Klasse sah,
war ich.
Nur ich.
Kein Tabulu.

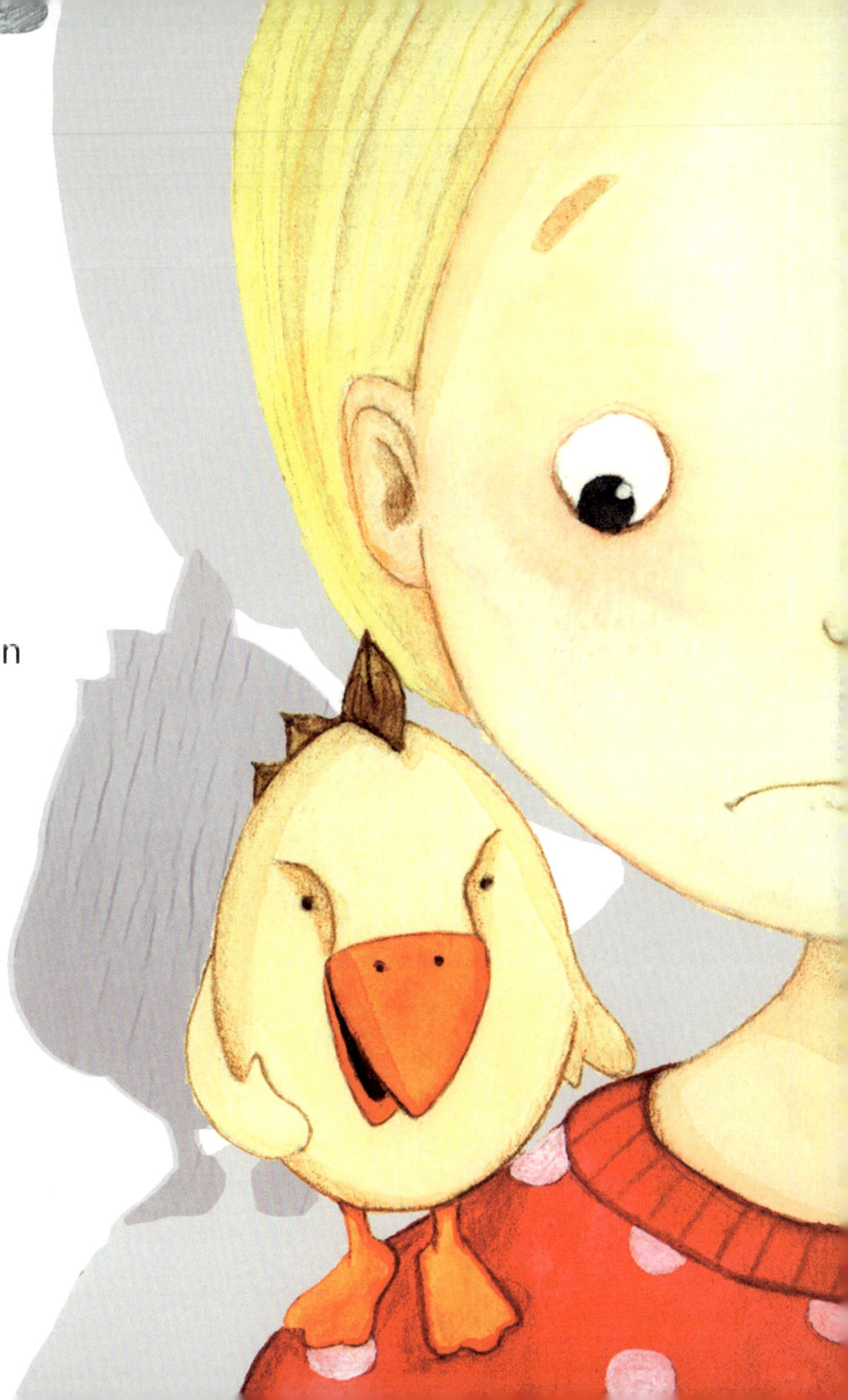

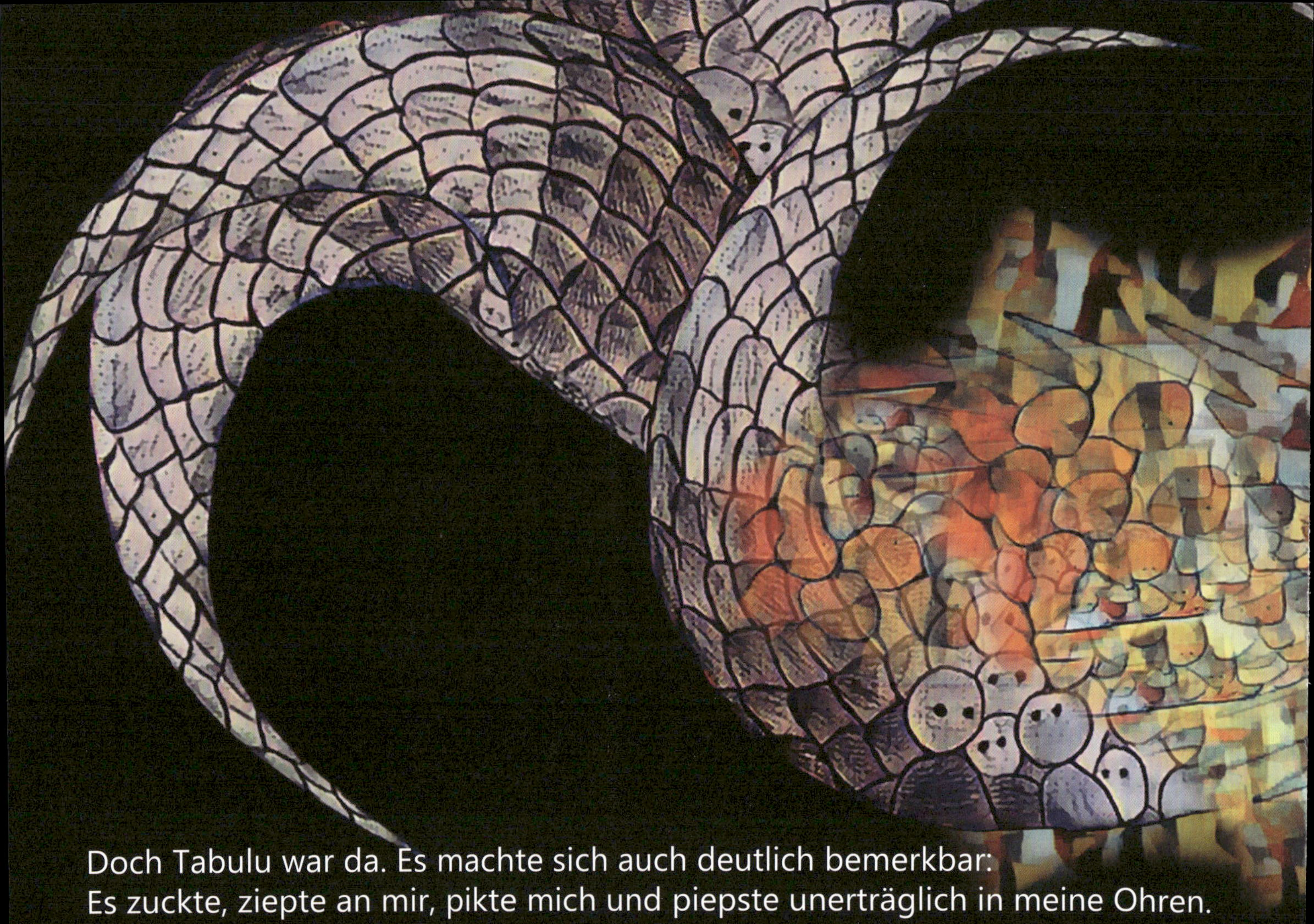

Doch Tabulu war da. Es machte sich auch deutlich bemerkbar:
Es zuckte, ziepte an mir, pikte mich und piepste unerträglich in meine Ohren.
Ich konnte an nichts anderes mehr denken. Ich stand da wie gelähmt.
Mein Herz pochte. Ich fing an zu zittern. Mir wurde schlecht und schwindelig.
Ich konnte kein Wort herausbringen.
Tabulu machte weiter ... weiter ... und weiter.
Die Klasse wartete ... wartete ... und wartete.
Alle starrten mich an.

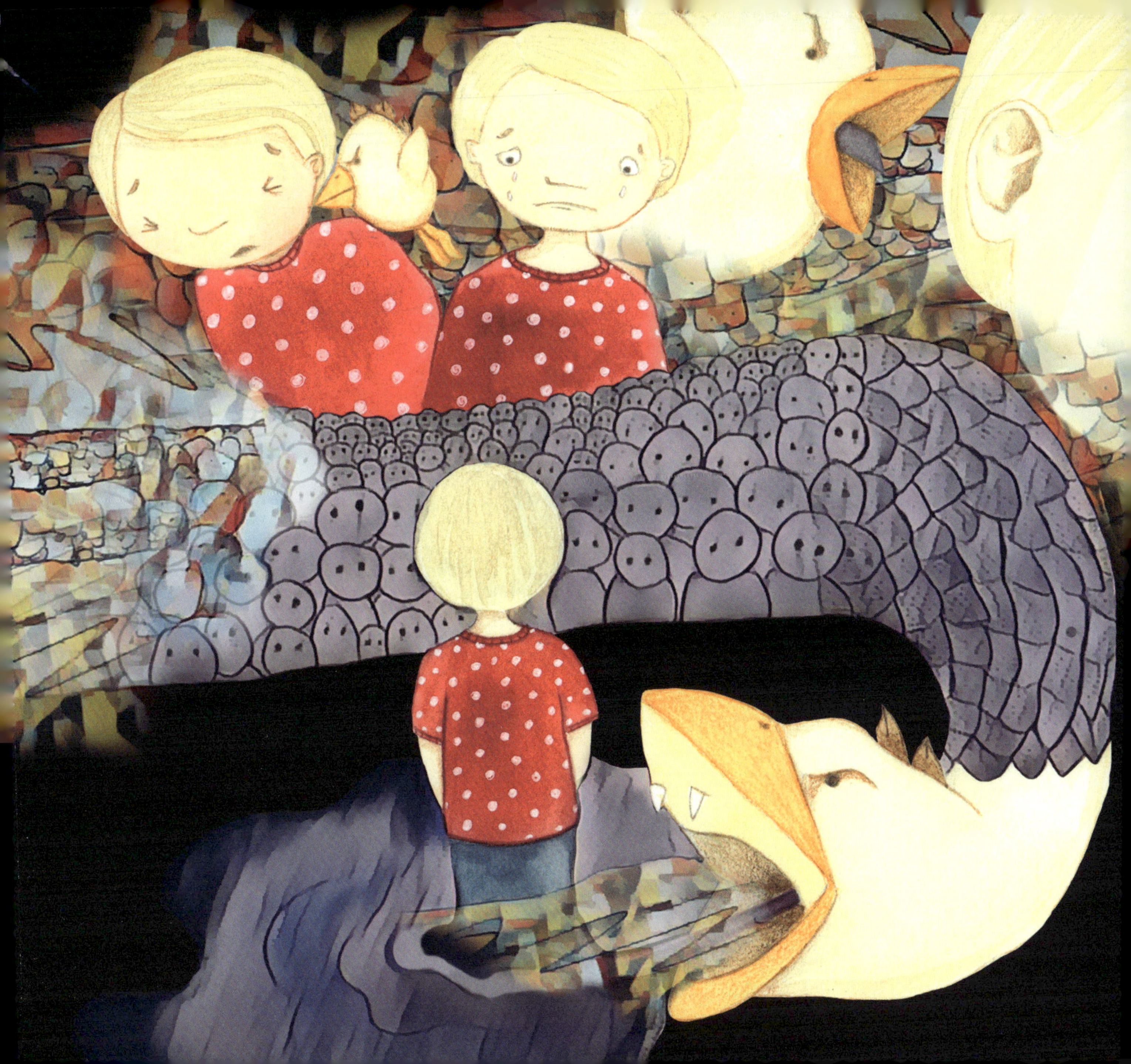

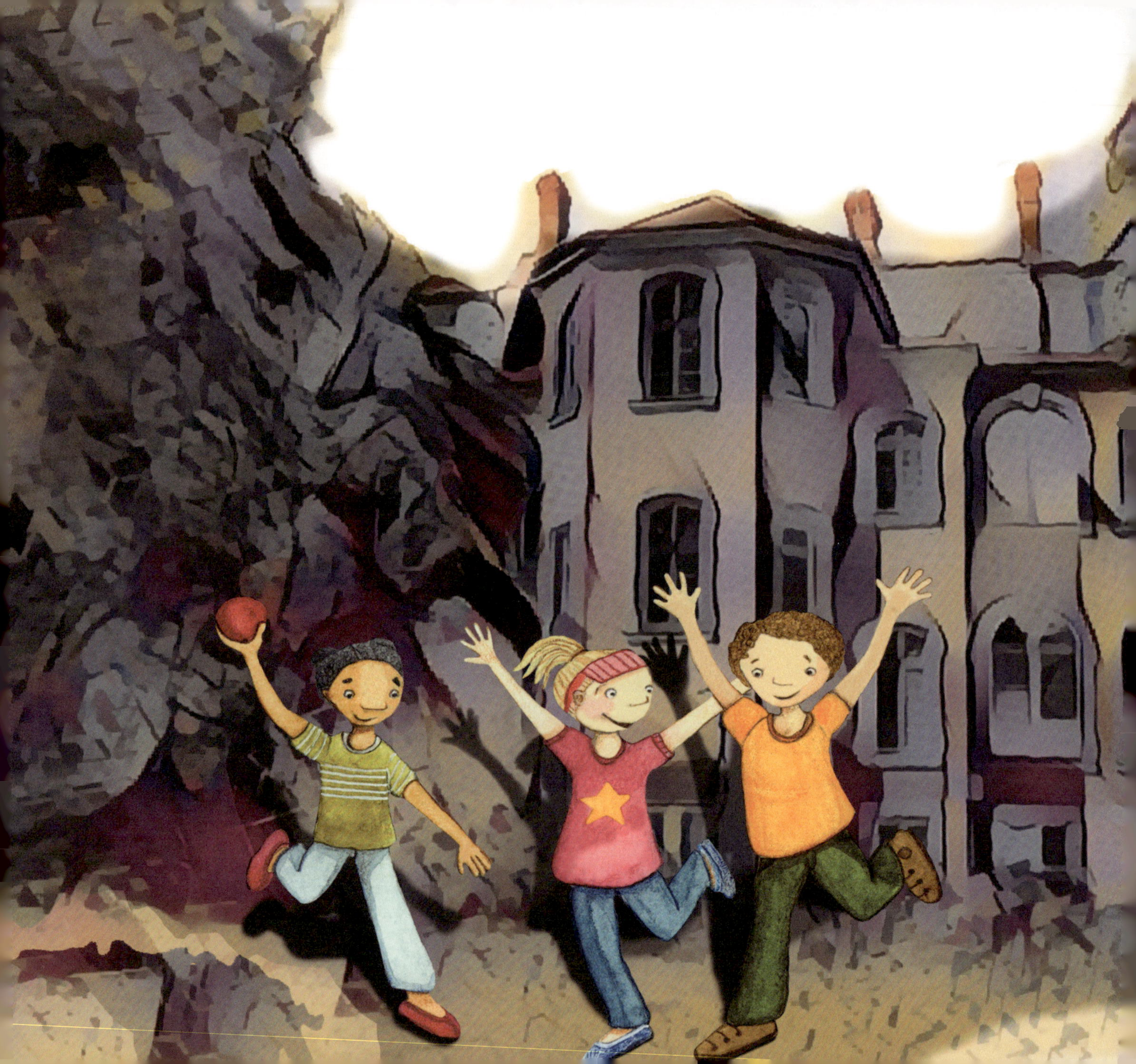

Als es zur Frühstückspause klingelte,
sprangen alle anderen Schüler auf
und rannten zum Hof.
Ich rannte auch.
Und zwar nach Hause.

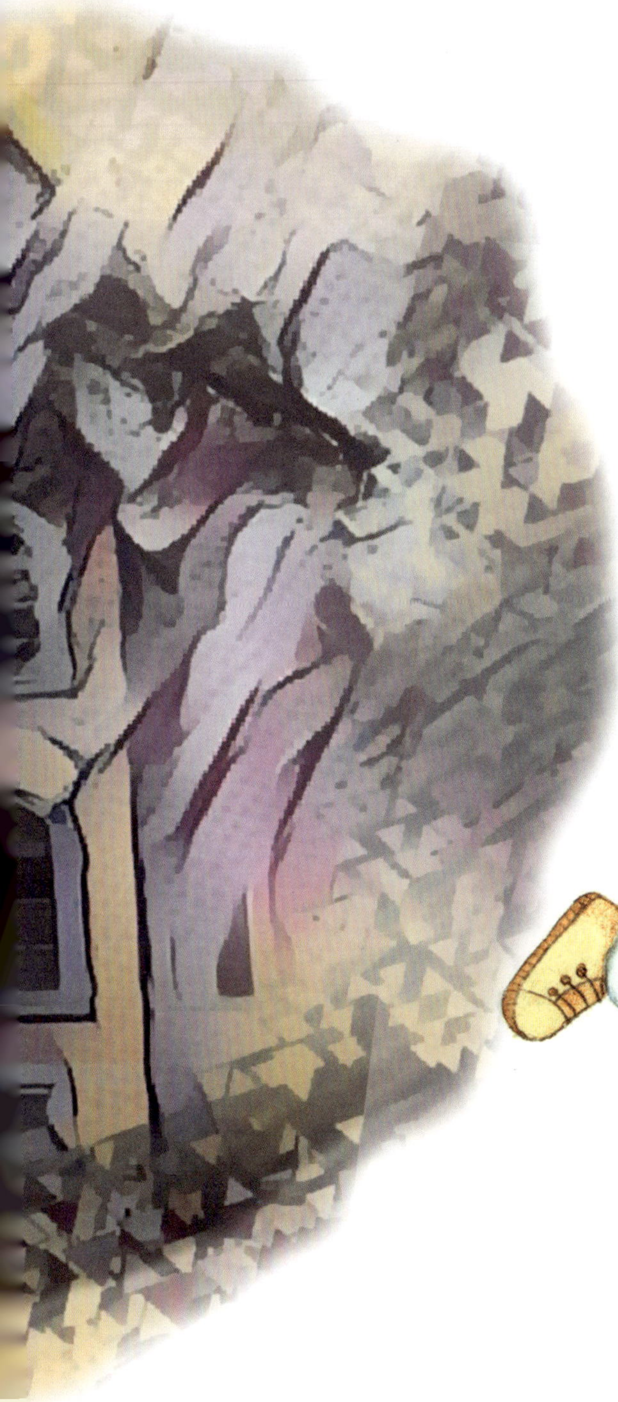

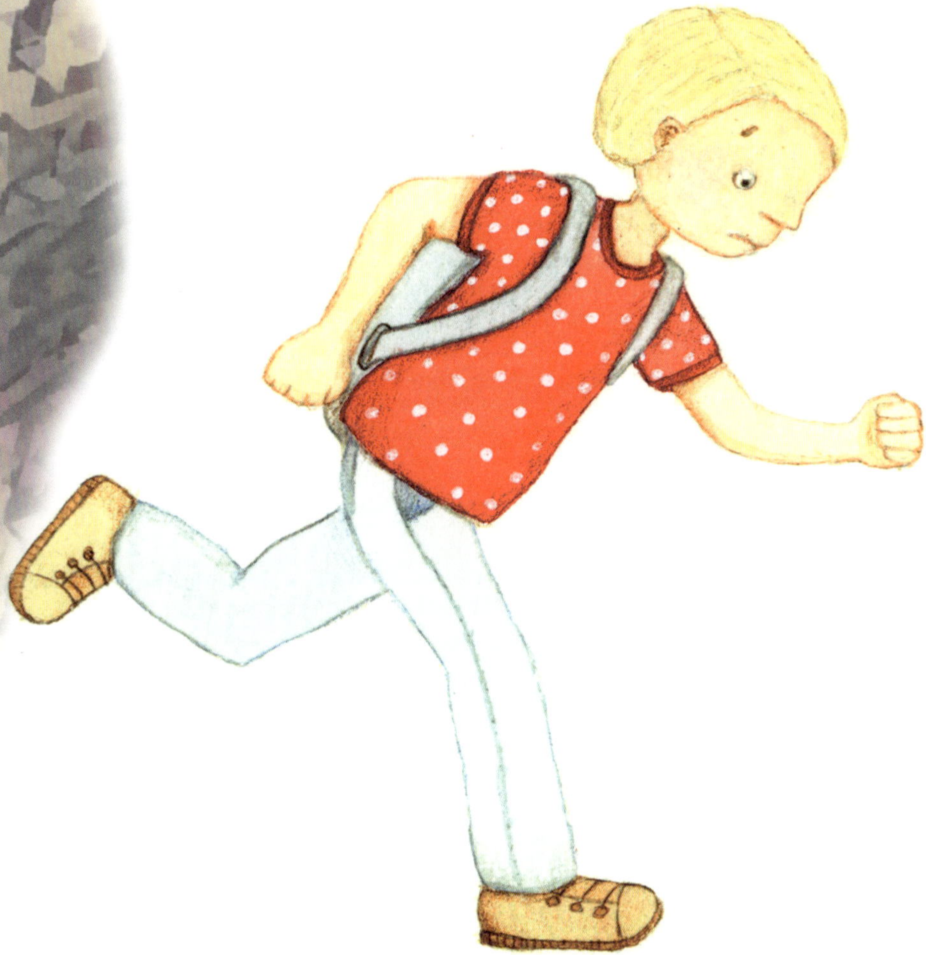

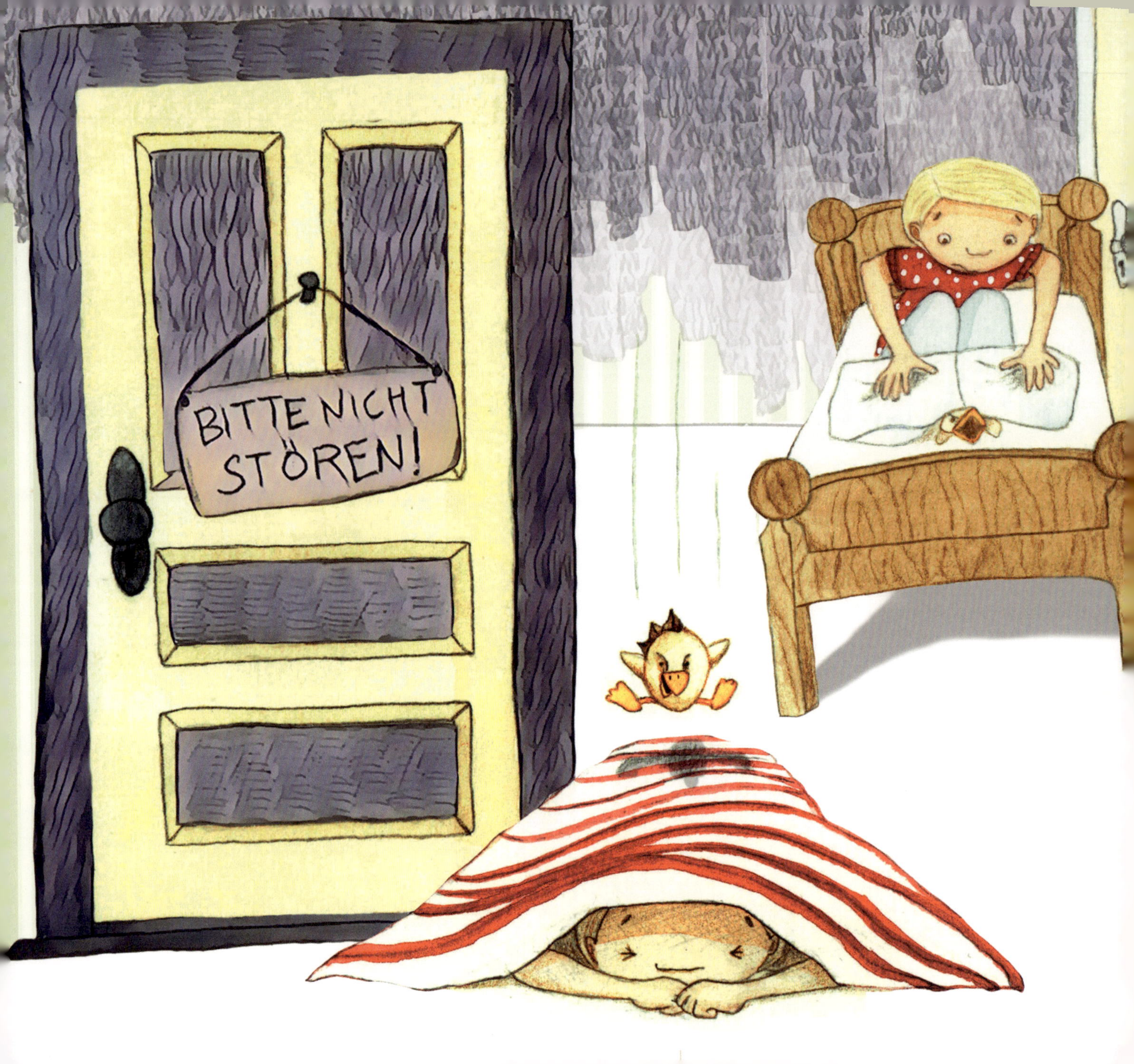
BITTE NICHT
STÖREN!

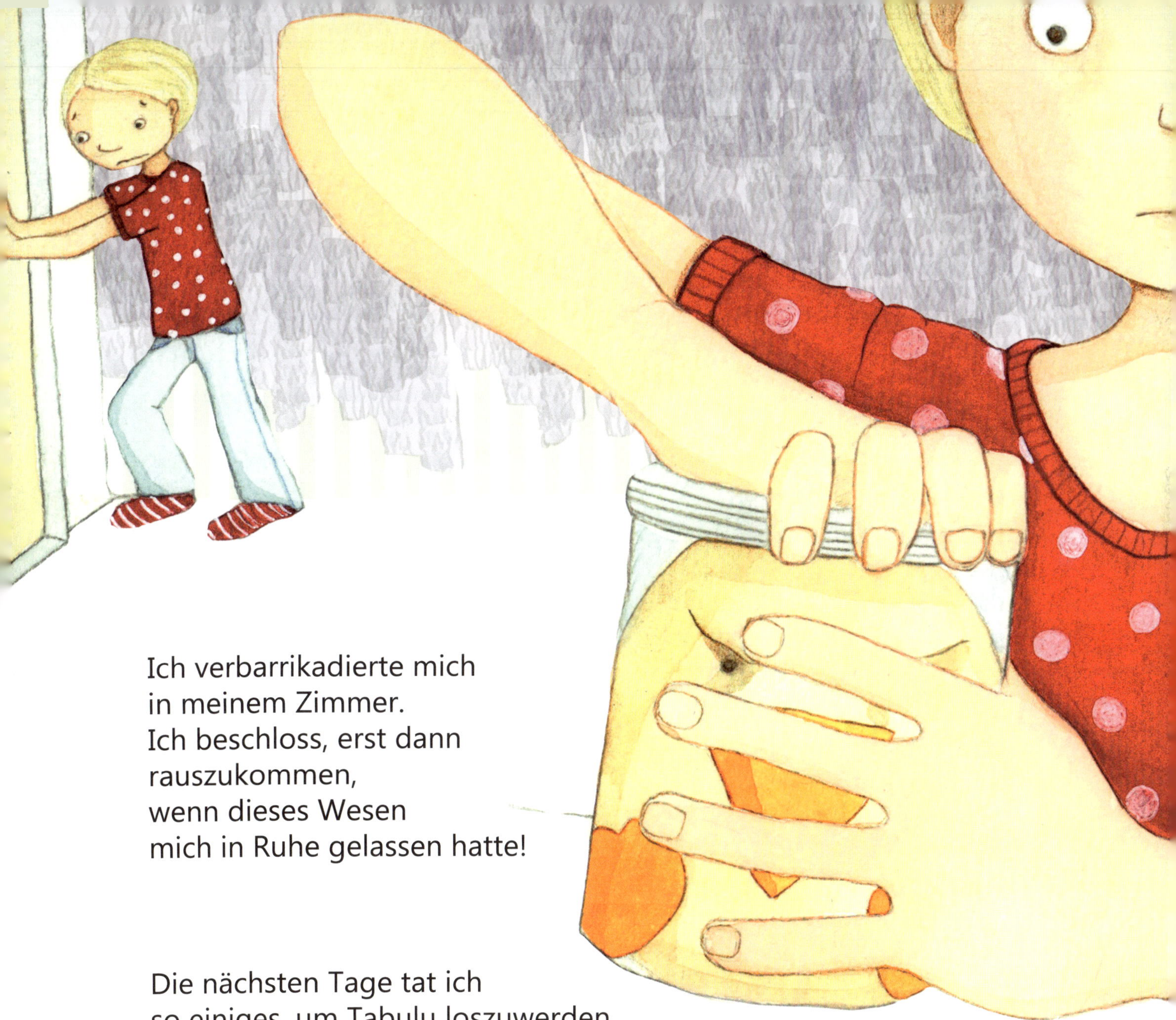

Ich verbarrikadierte mich
in meinem Zimmer.
Ich beschloss, erst dann
rauszukommen,
wenn dieses Wesen
mich in Ruhe gelassen hatte!

Die nächsten Tage tat ich
so einiges, um Tabulu loszuwerden.

... doch bei jedem Versuch,
es abzuschütteln, wegzusperren
oder abzuhängen,
wurde es sogar noch
ein Stückchen
größer, lauter und nerviger.

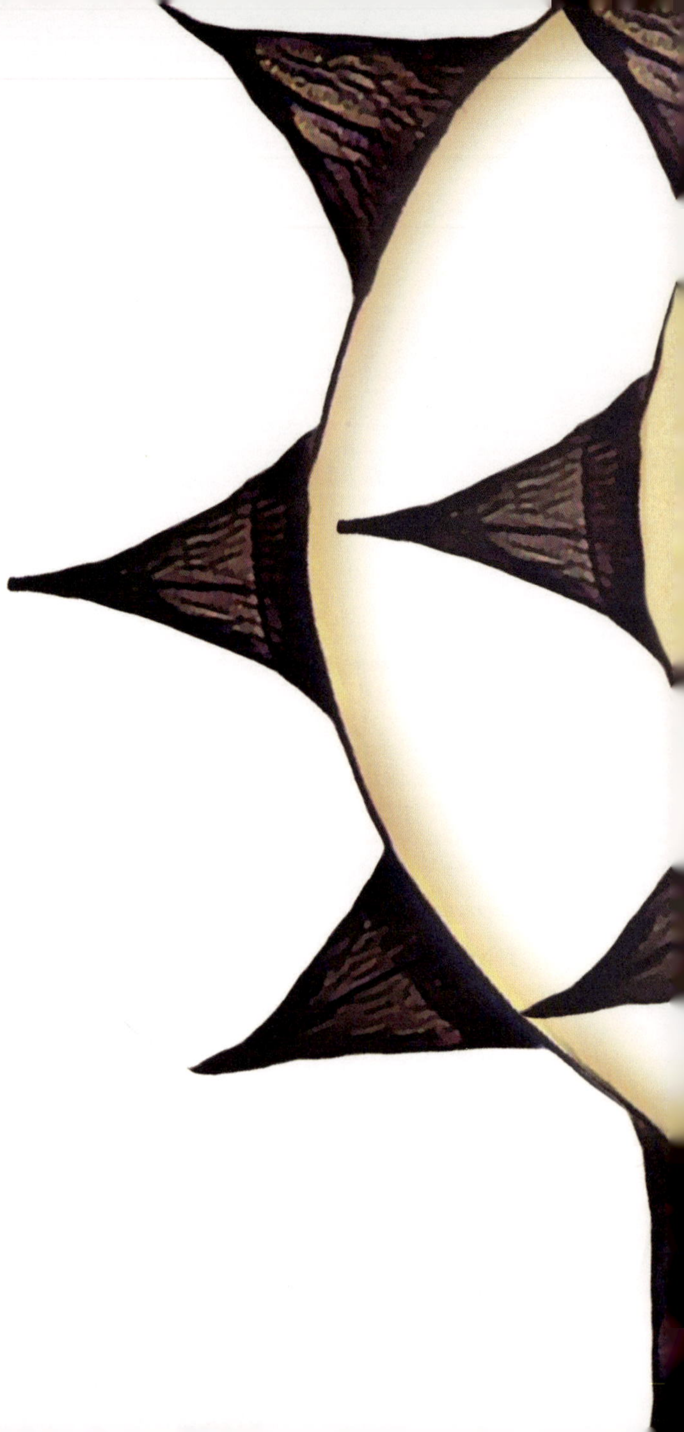

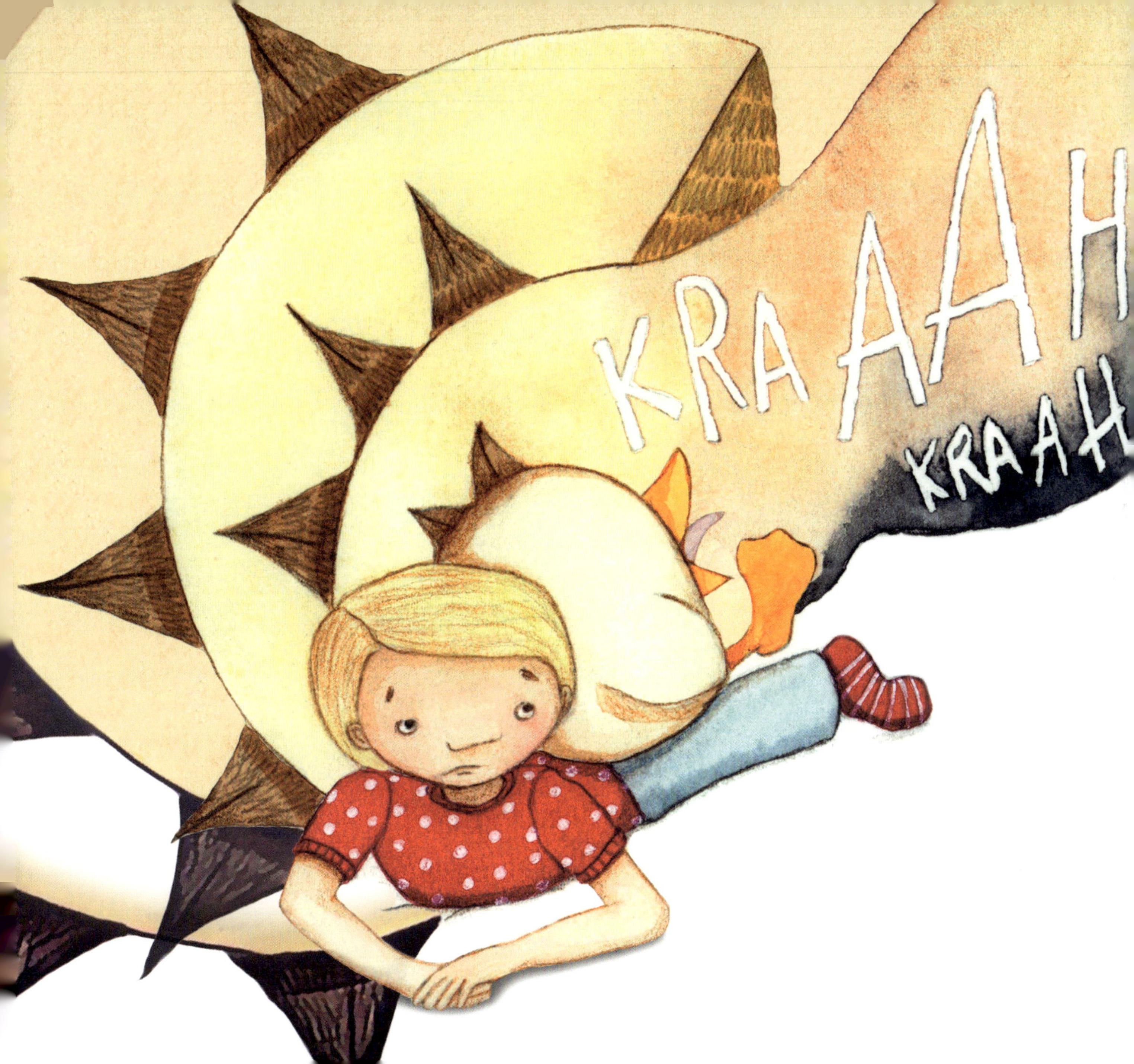
KRAAAH
KRAAH

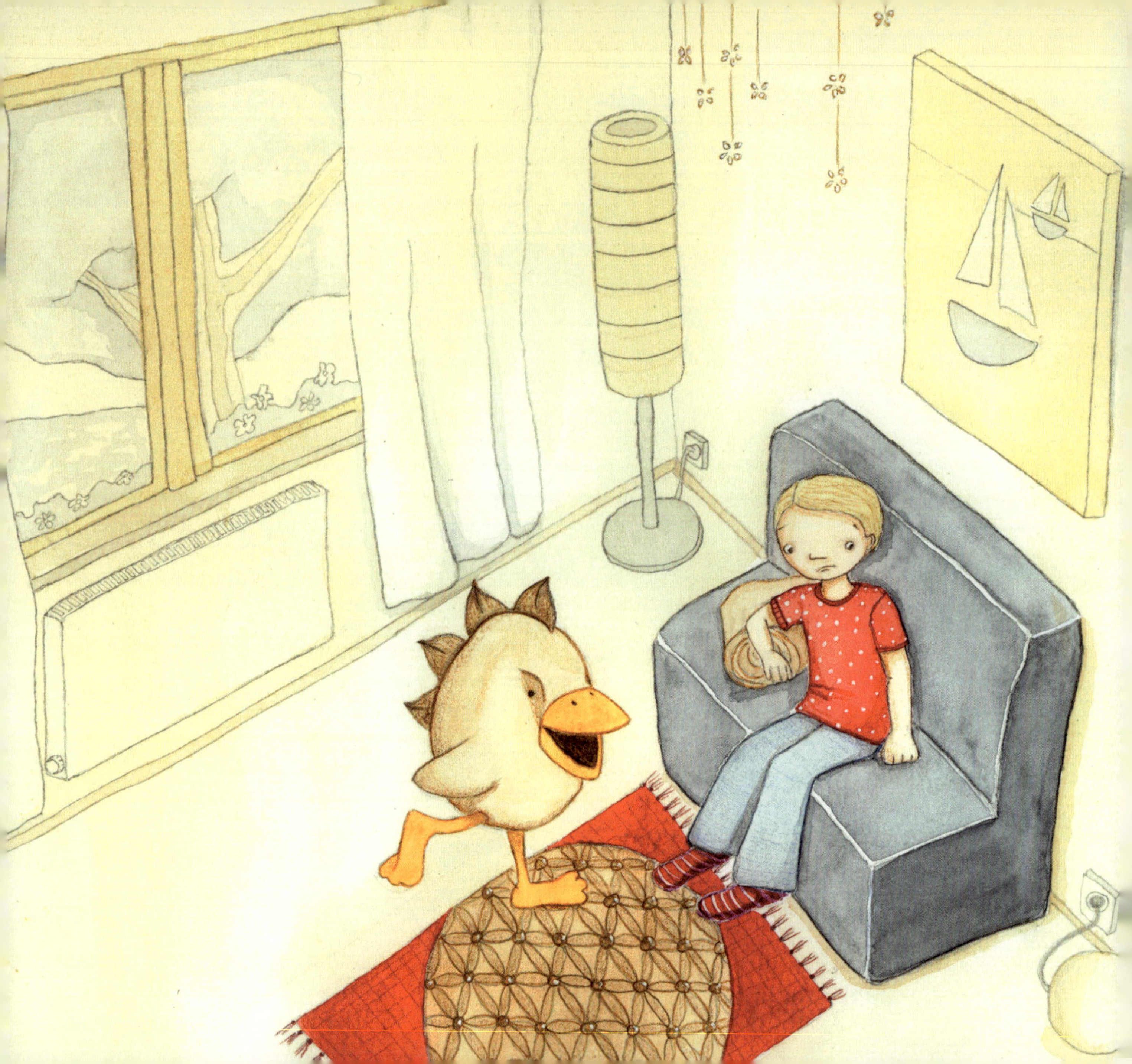

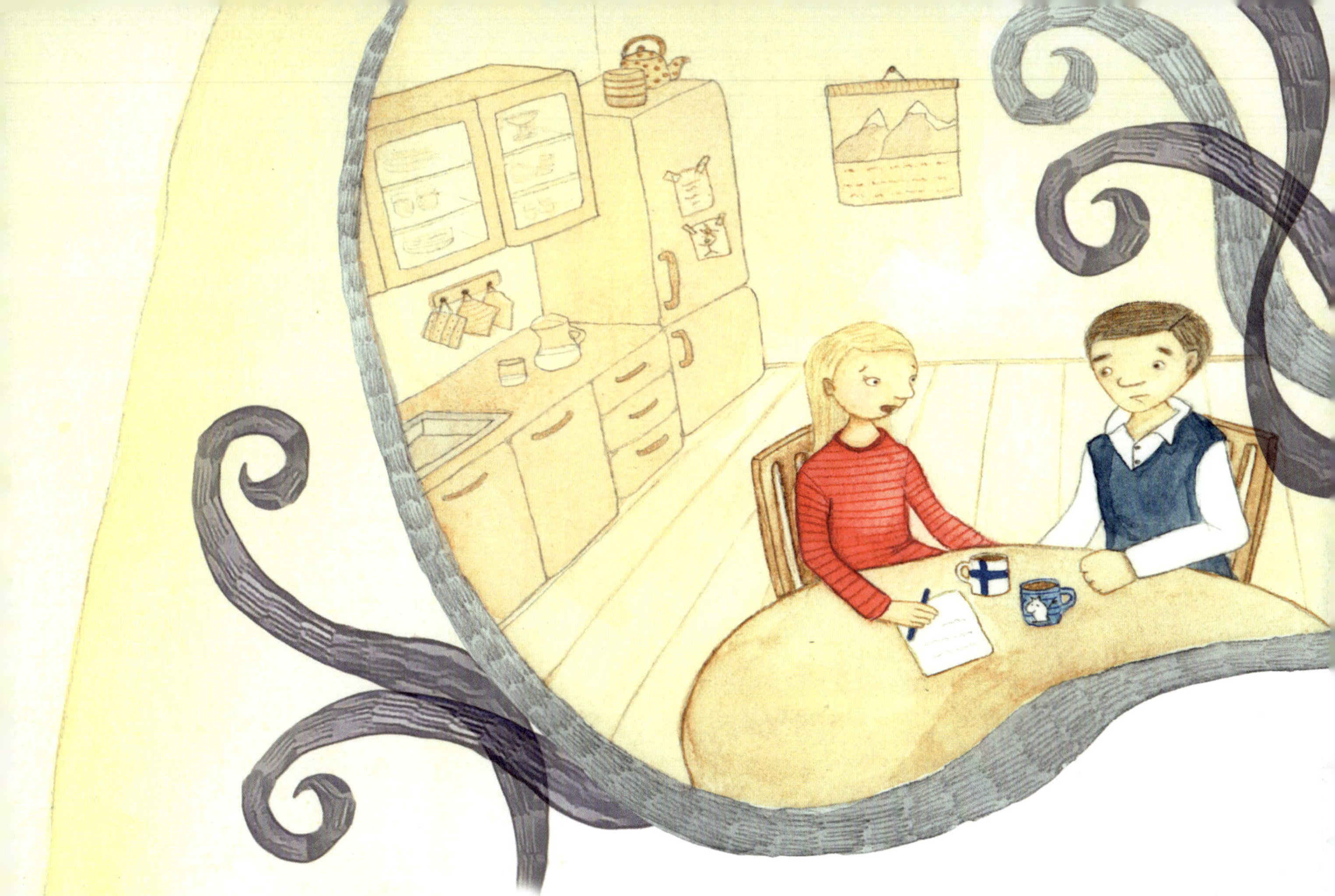

Freitagabend hörte ich dann, wie meine Eltern besorgt miteinander diskutierten. Sie hatten schon mehrmals mit meiner Klassenlehrerin Frau Ringel telefoniert und ich wusste, dass ich nächste Woche wieder in die Schule gehen musste. Mit Tabulu. Es war ja auch noch da, obwohl keiner außer mir es sehen konnte.

ES MUSSTE

ETWAS

PASSIEREN

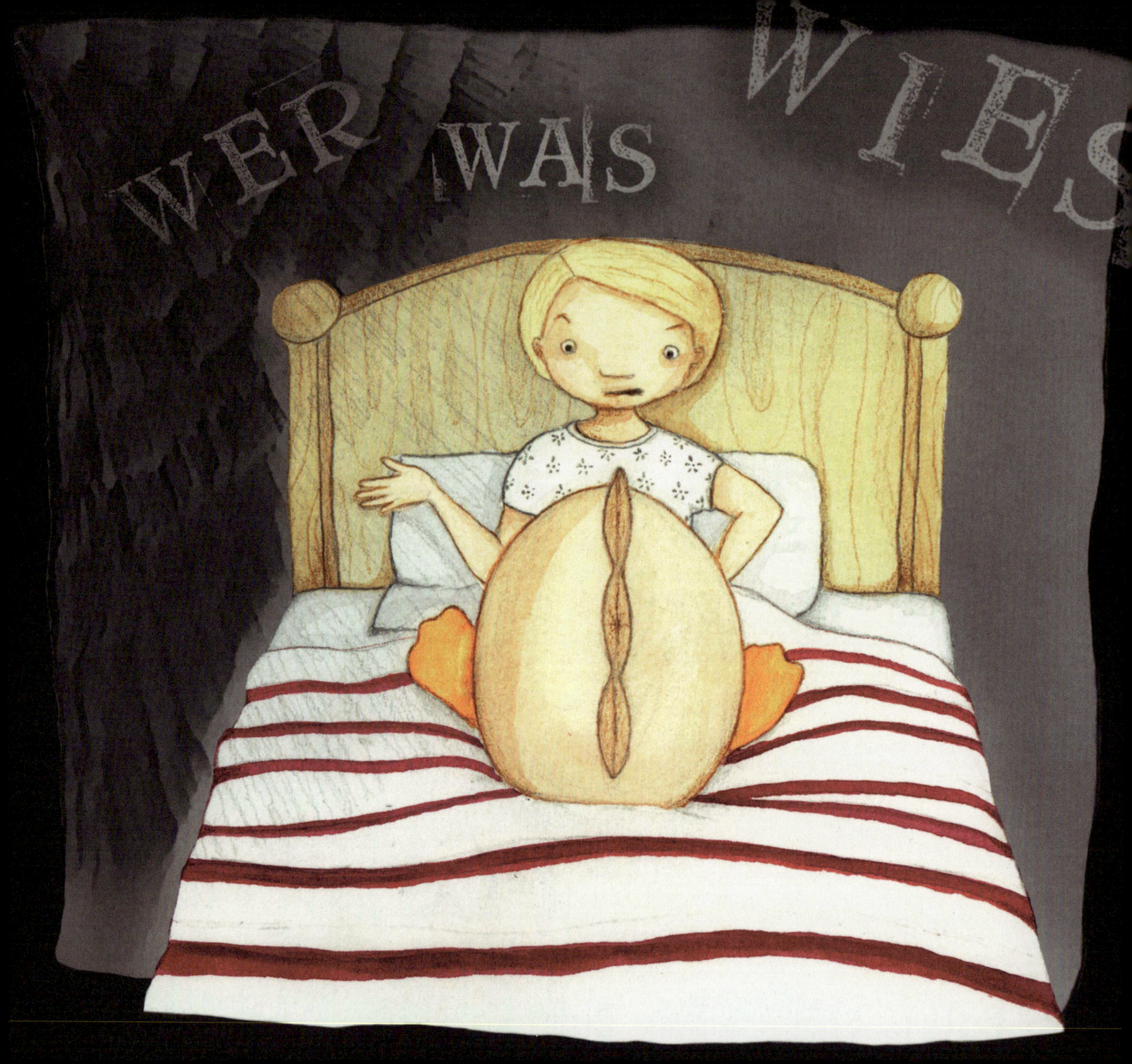
WER WAS WIES

An diesem Abend,
als meine Eltern schon schliefen,
sammelte ich meinen Mut.
Zum ersten Mal,
seitdem Tabulu da war,
sprach ich es an.
Ich fragte es, WER es war.
WAS es wollte. WIESO es da war.
Ich war so sauer und verzweifelt.
Mir hat´s gereicht!

Als ich fertig mit meinen Fragen und Anschuldigungen war,
schaute Tabulu traurig weg.
Es knickte seine dreieckigen Dornen um
und auf einmal tat Tabulu mir so leid.

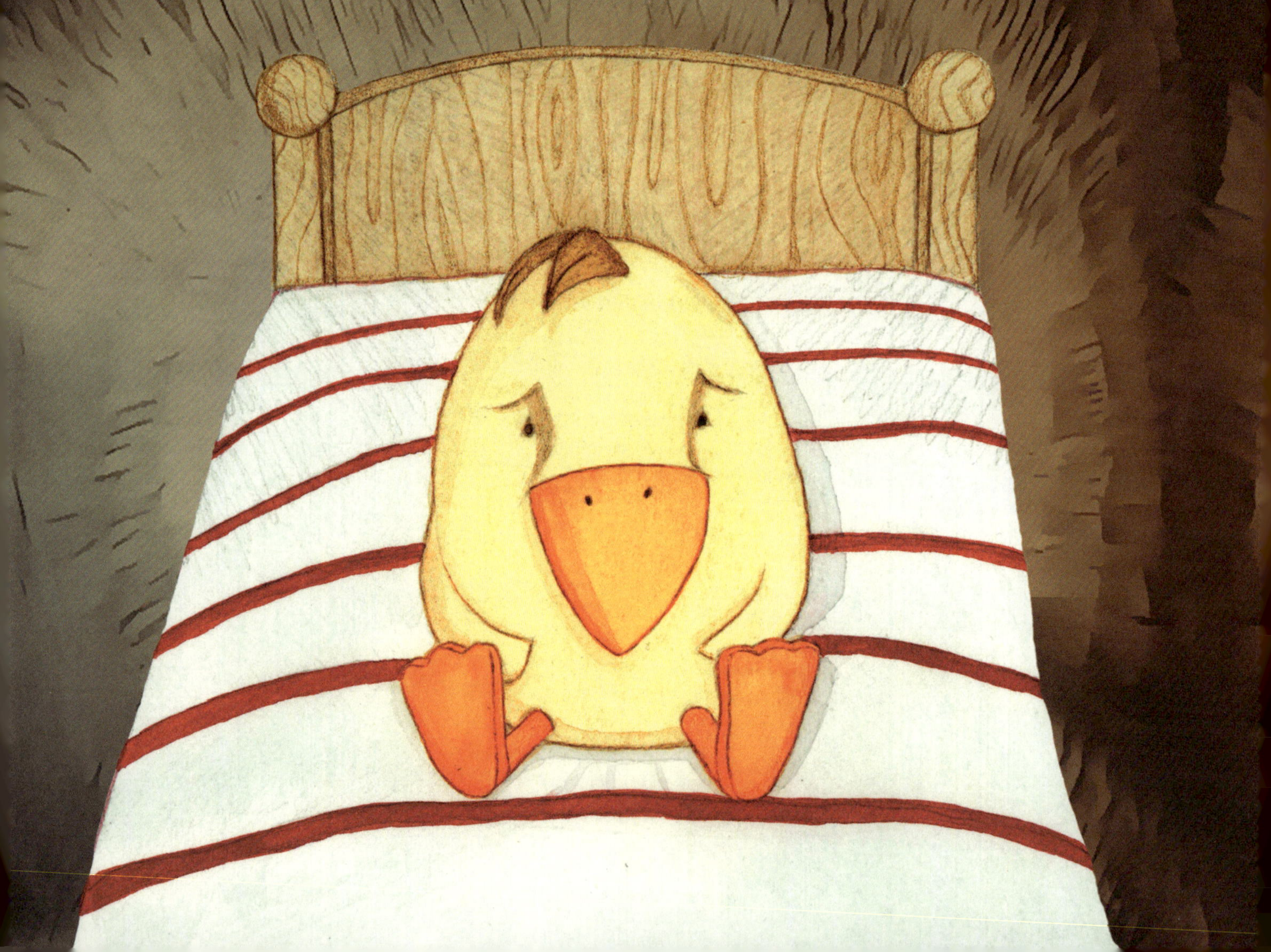

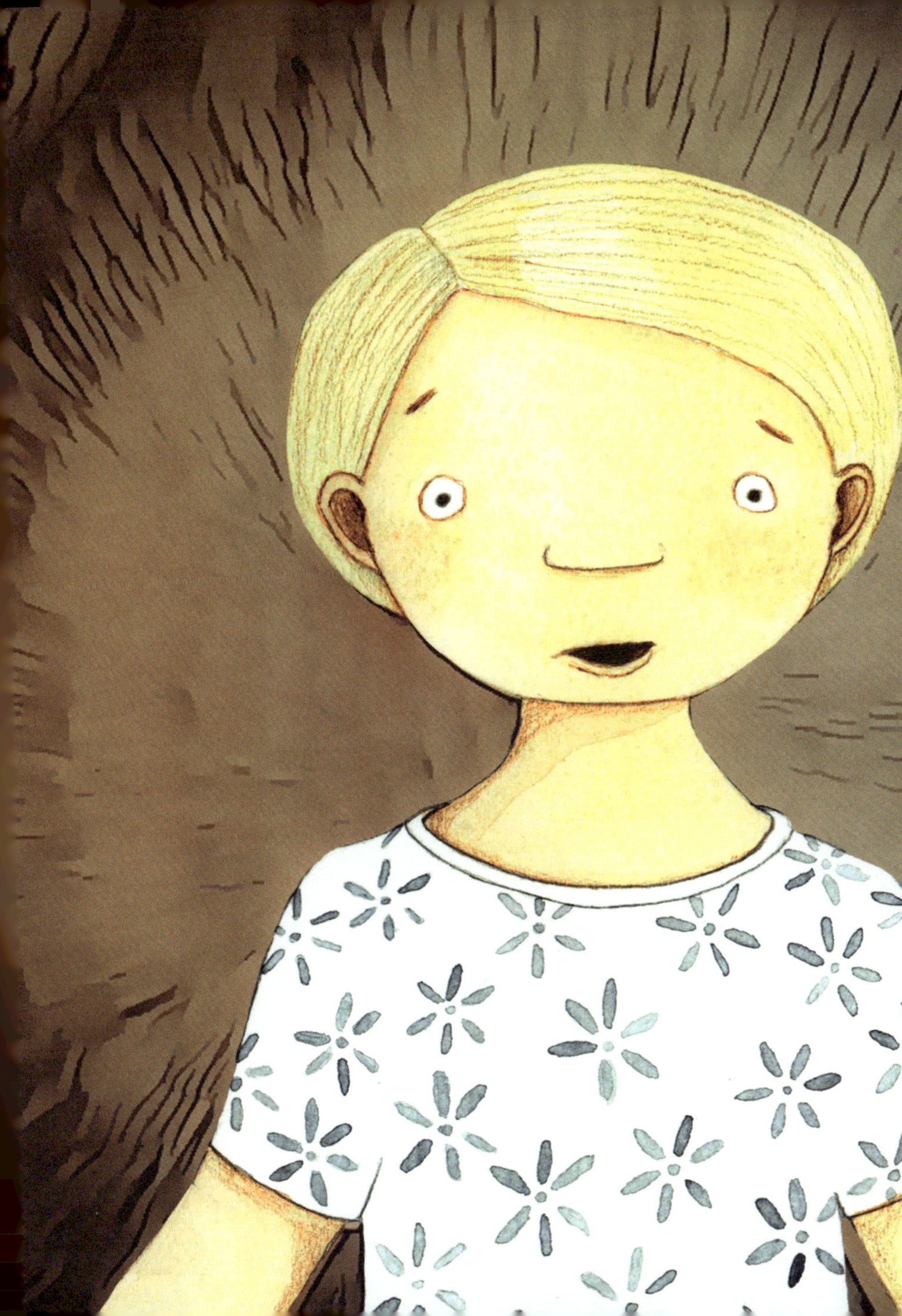

„Oje, wie einsam
muss es sein!“, dachte ich.
„Jemand, den keiner mag
oder bei sich haben will …
wie schrecklich!“,
dachte ich.
Ich hatte Mitgefühl
mit Tabulu.

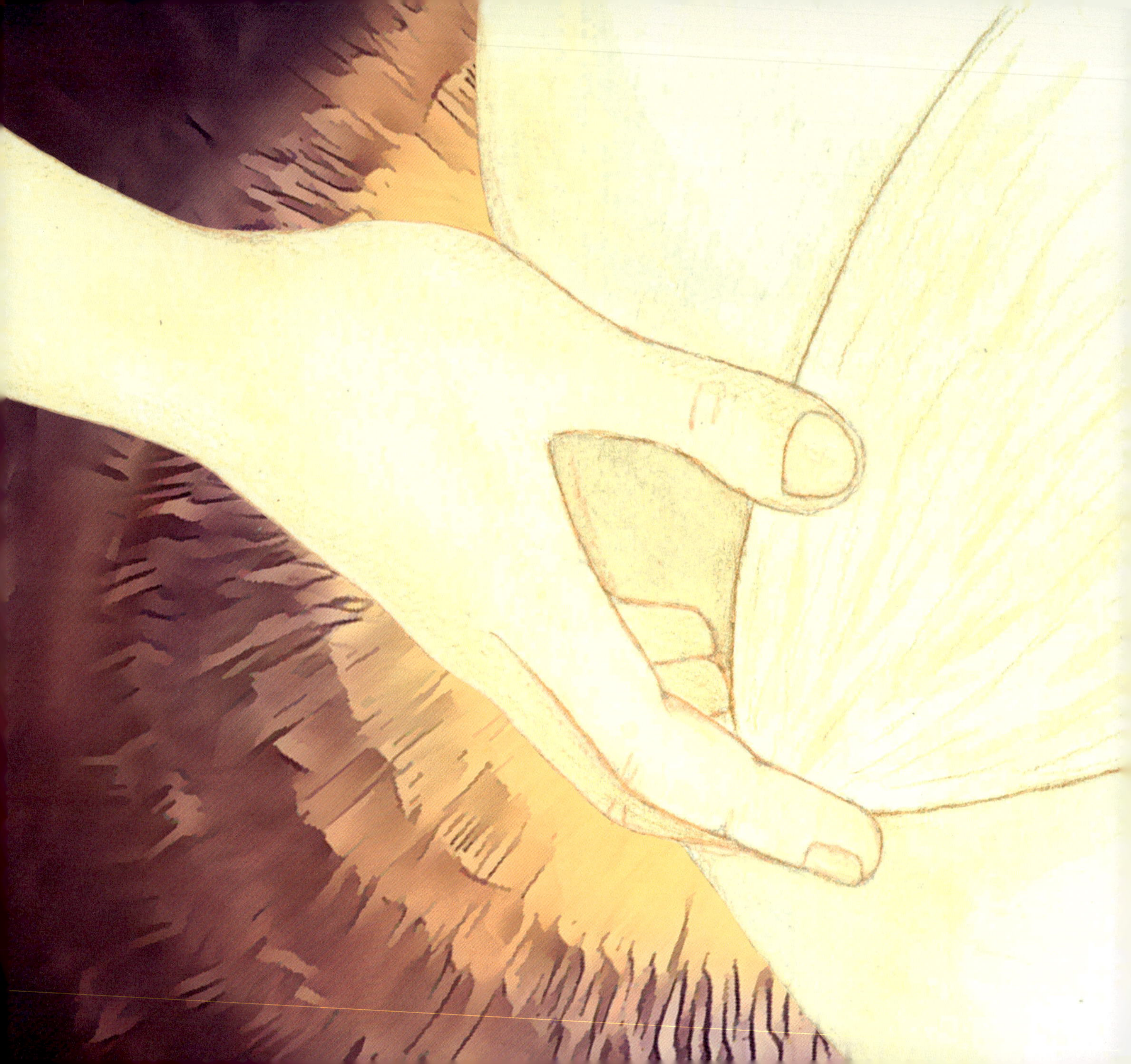

Vorsichtig berührte ich Tabulus Flügel und es zuckte.
Tabulu schaute mich mit seinen tränengefüllten Knopfaugen an.
Wir sahen uns gegenseitig an, von Auge zu Auge. Lange Zeit.
Ohne Worte verstand ich, wer Tabulu war.
Es war meine Angst!
Tabulu war ein Teil von mir.

Ich sprach zu ihm:
„Komm doch am Montag wieder mit mir
in die Schule.
Du darfst bei mir sein.
Und wir gehen es langsam an.
Wir müssen nicht gleich am ersten Tag
alles perfekt können.
Wir haben Zeit."

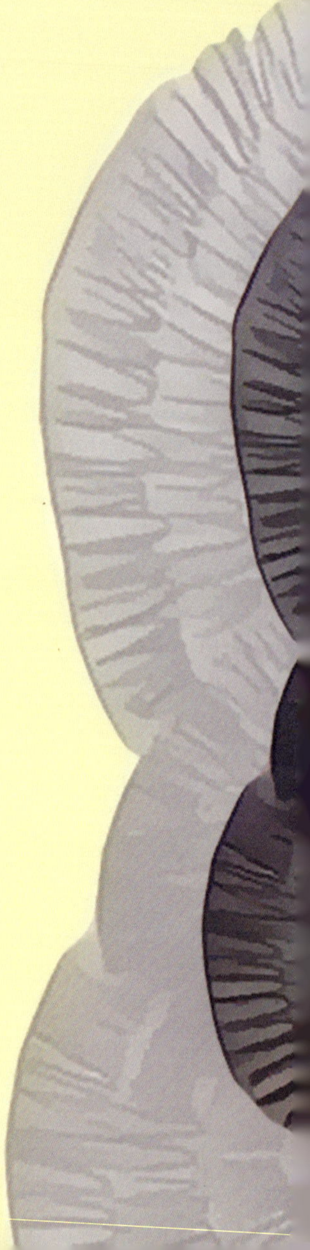

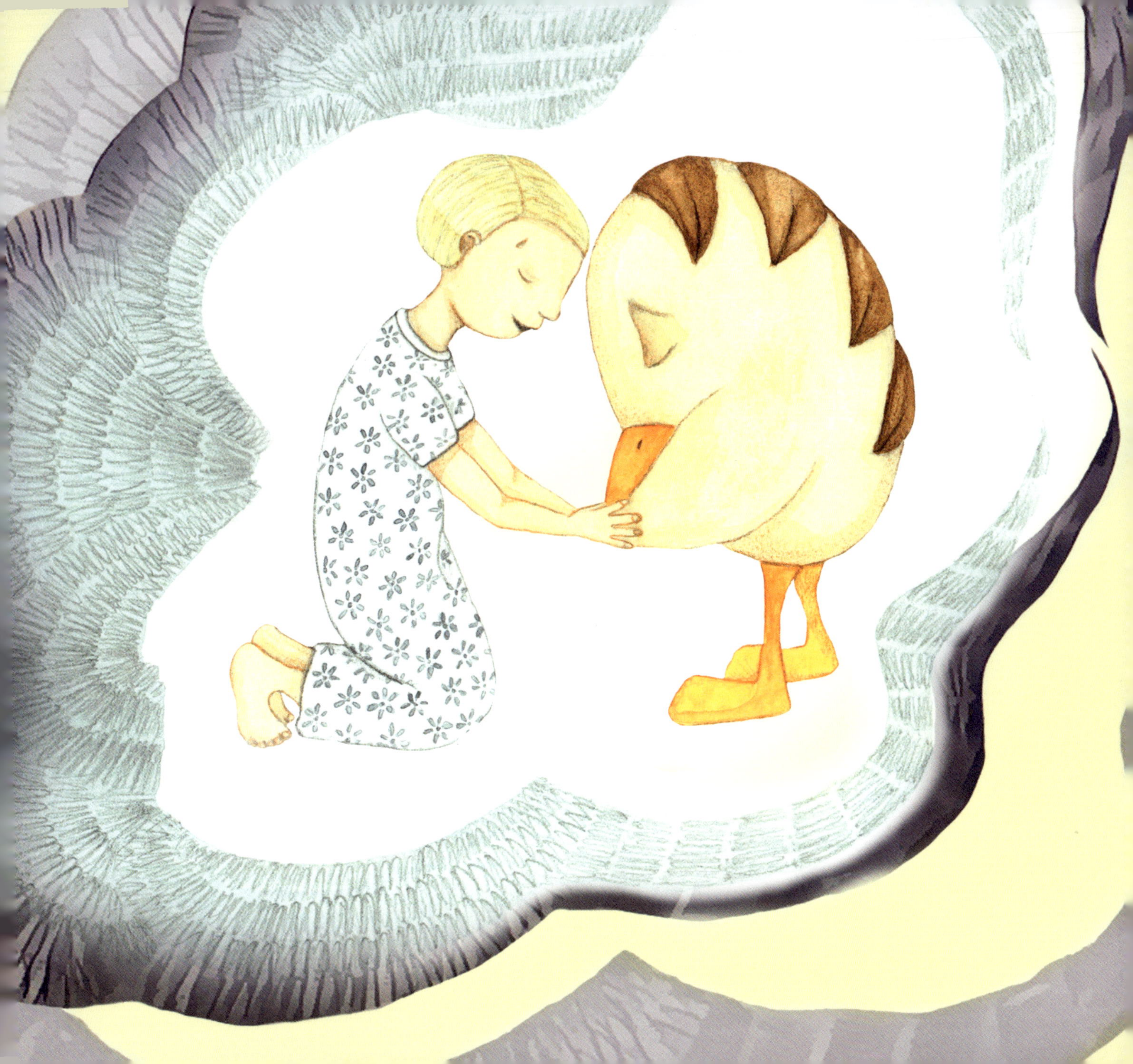

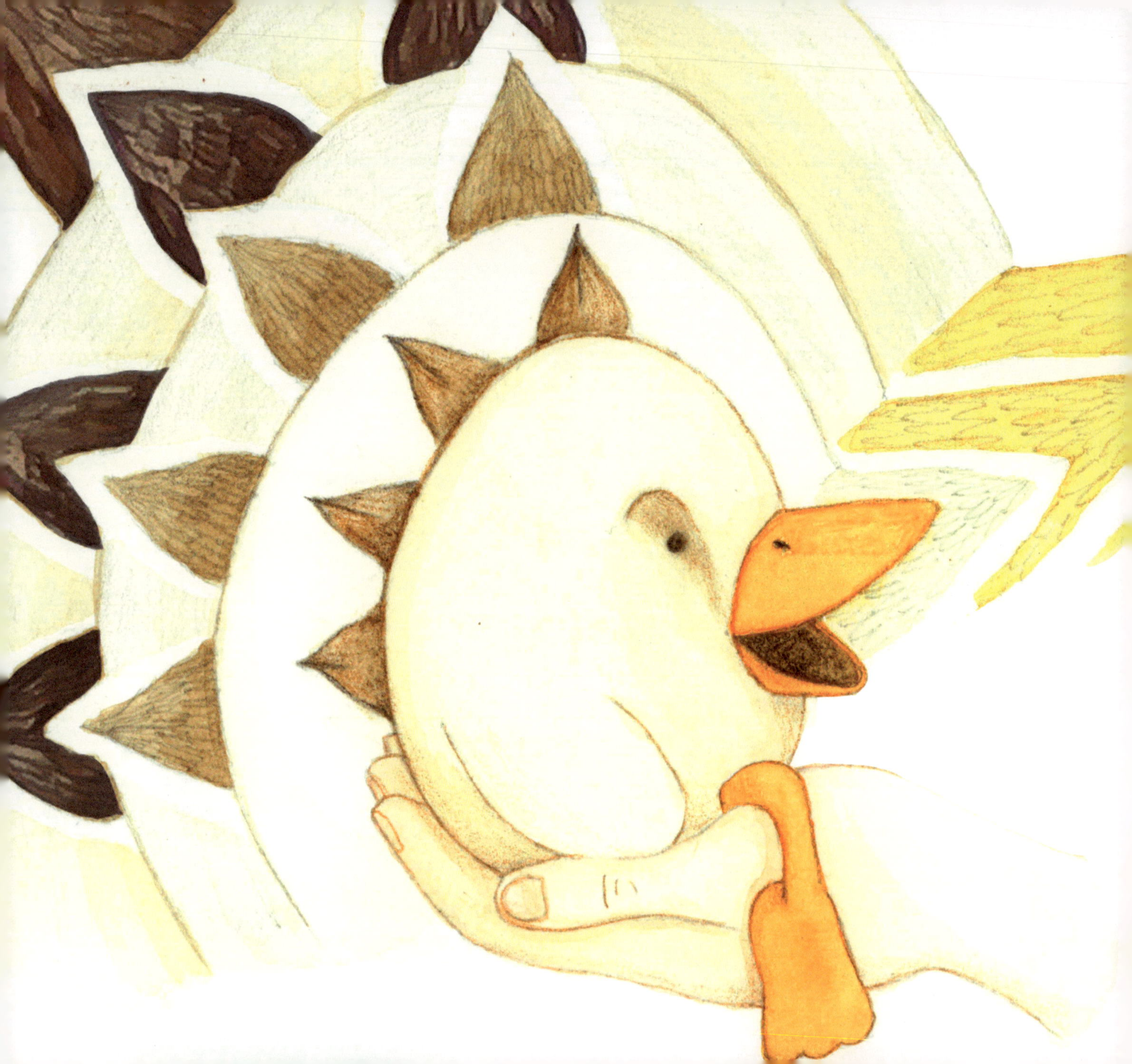

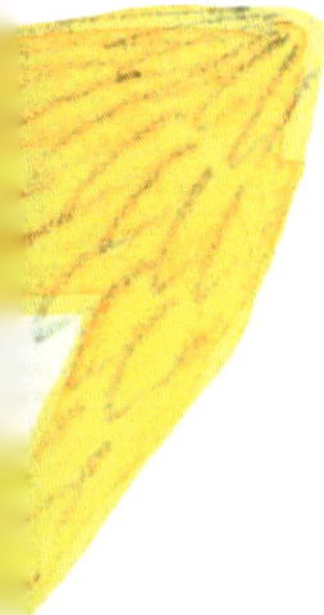

Auf einmal merkte ich,
dass Tabulu wieder
eine erträglichere Größe
anzunehmen begann …

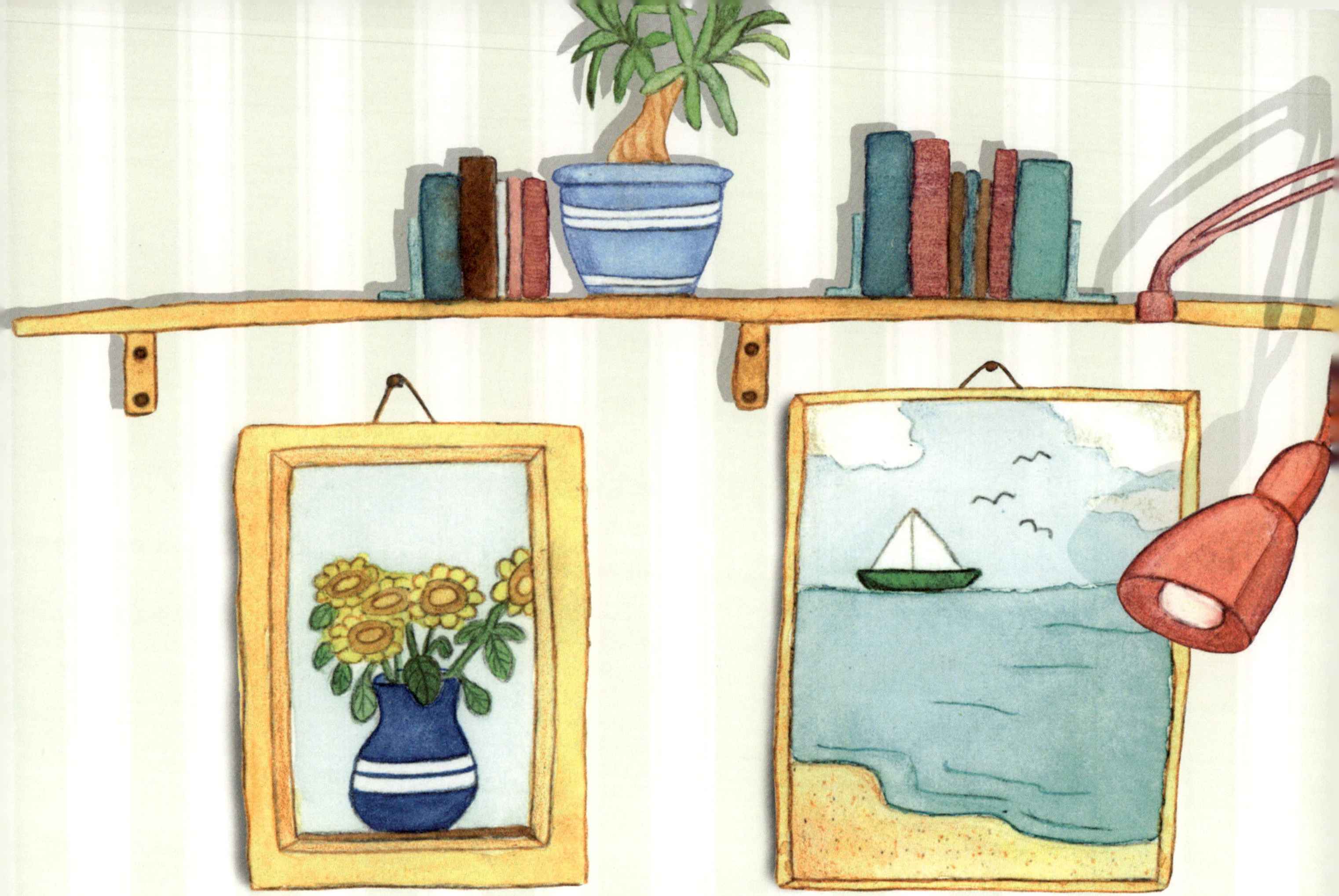

Am Wochenende wurde es von mir aufgepeppt,
um etwas freundlicher und sympathischer zu wirken.
So waren wir nun bereit für einen Neustart!

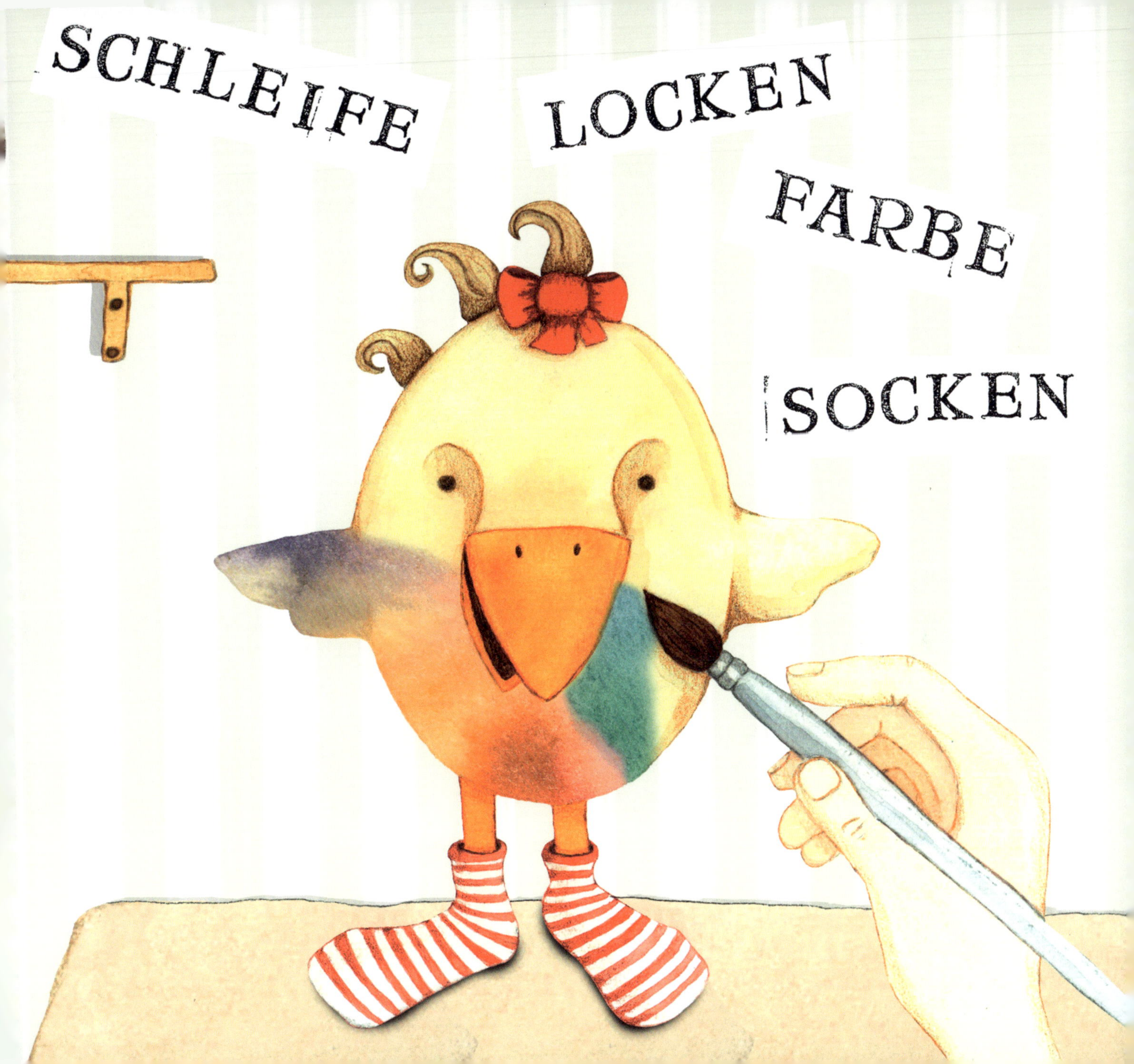
SCHLEIFE
LOCKEN
FARBE
SOCKEN

Am Montag gingen wir
zusammen in die Schule,
wie geplant.
Wir waren beide etwas
aufgeregt, doch ich hatte
beschlossen, Tabulu zur Seite
zu stehen und es nicht mehr
auszuschließen.

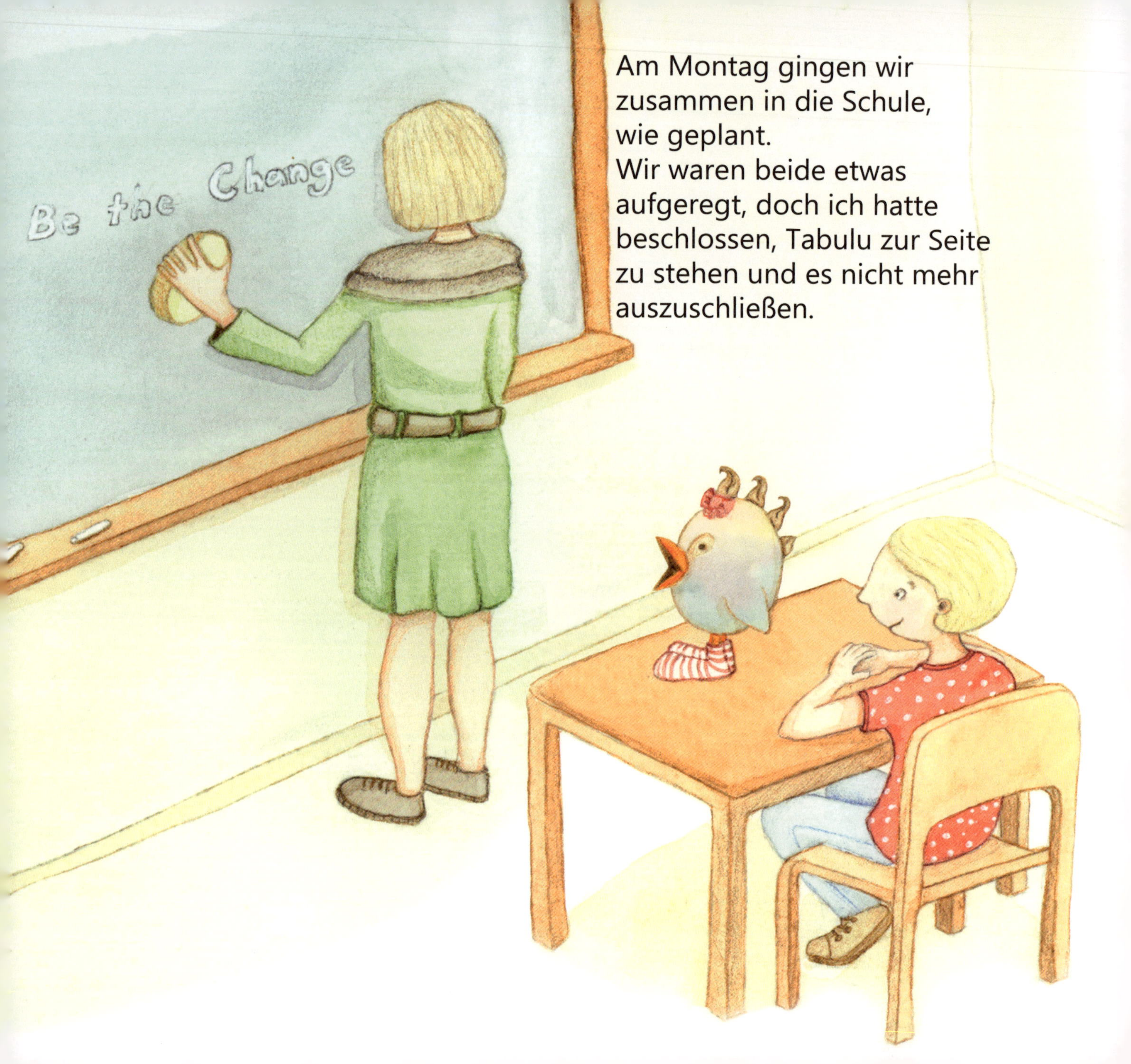

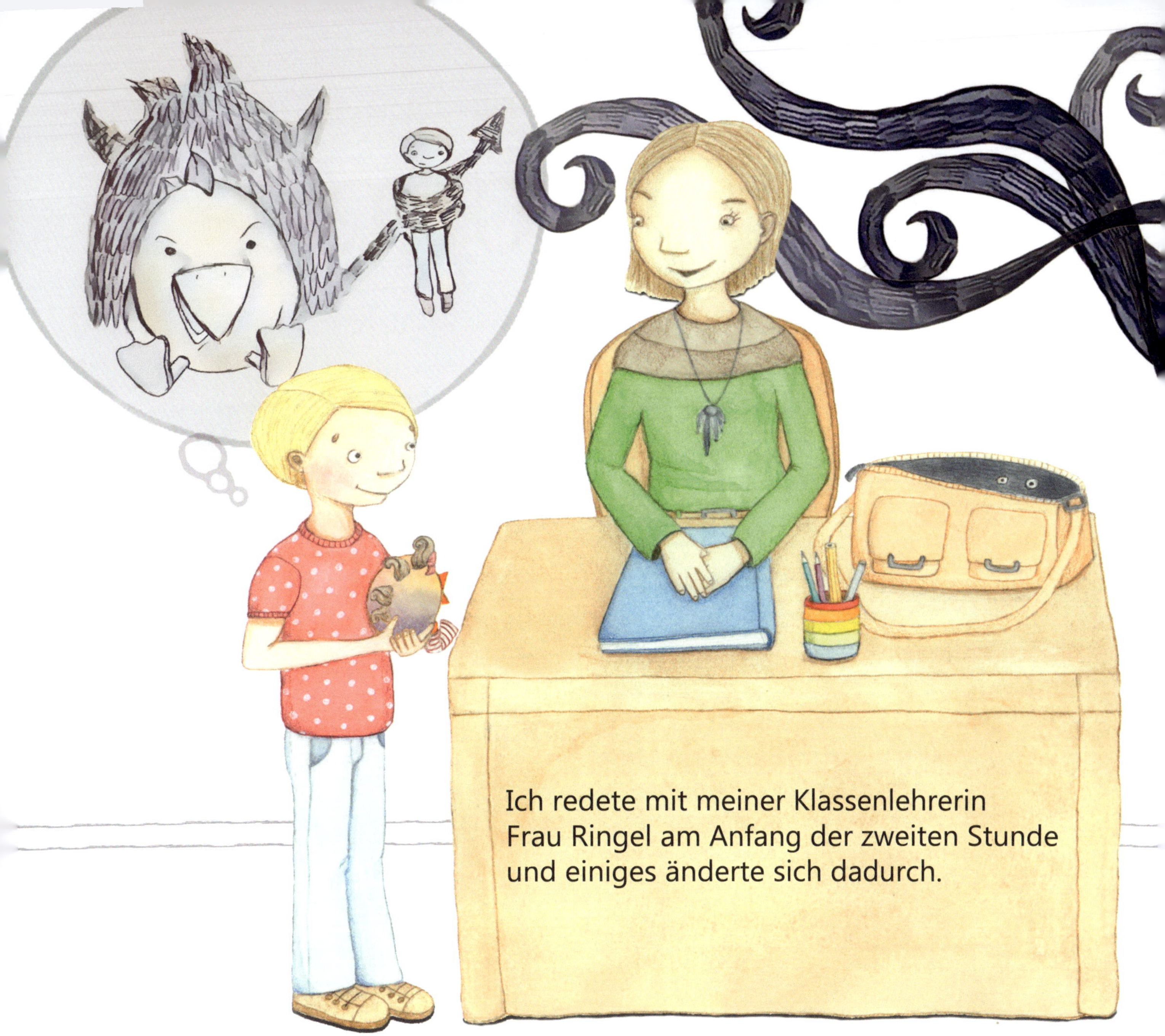

Ich redete mit meiner Klassenlehrerin
Frau Ringel am Anfang der zweiten Stunde
und einiges änderte sich dadurch.

Frau Ringel stellte mir

RINGURU vor.

Ihre eigene Angst vor dem Autofahren.

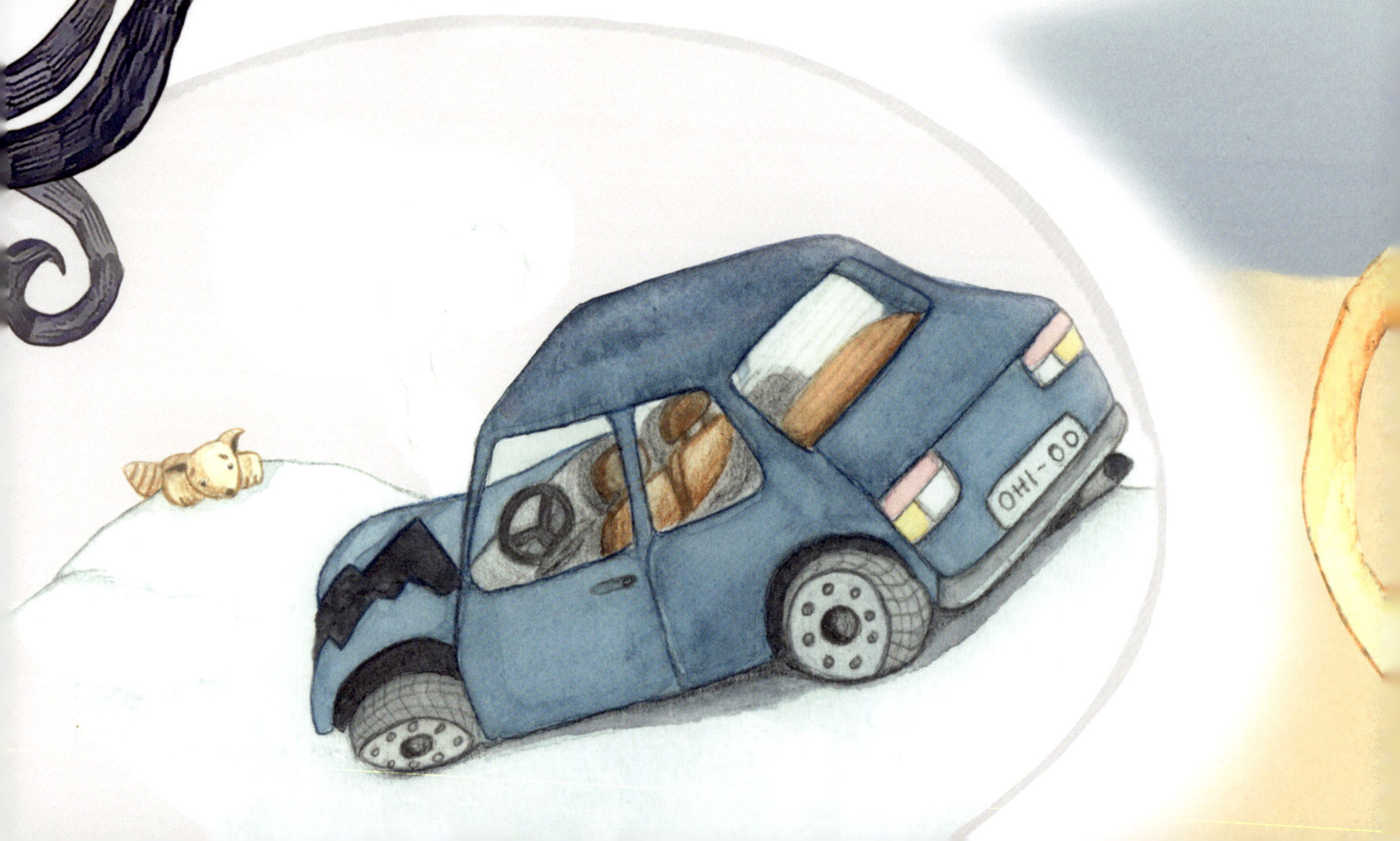

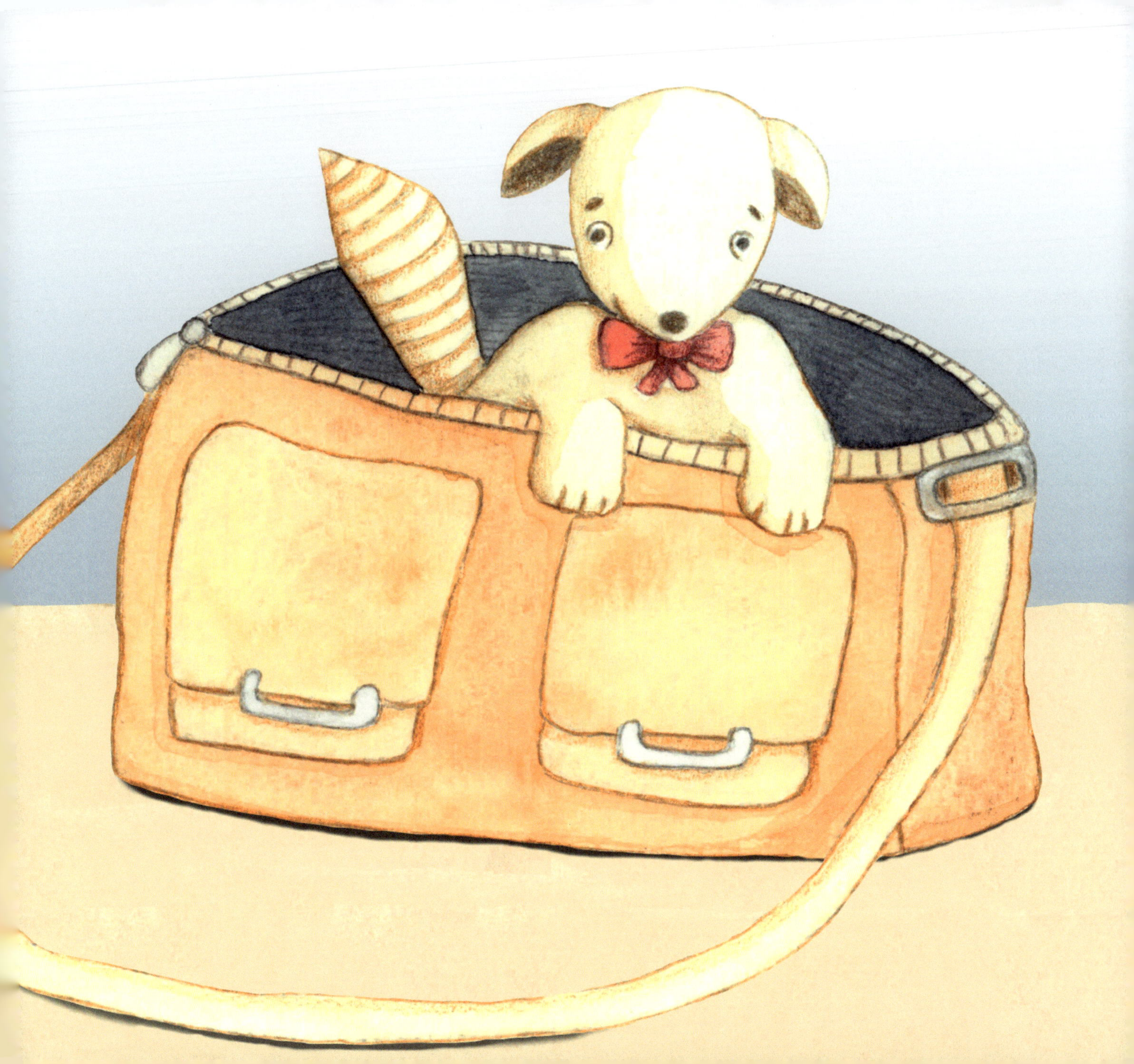

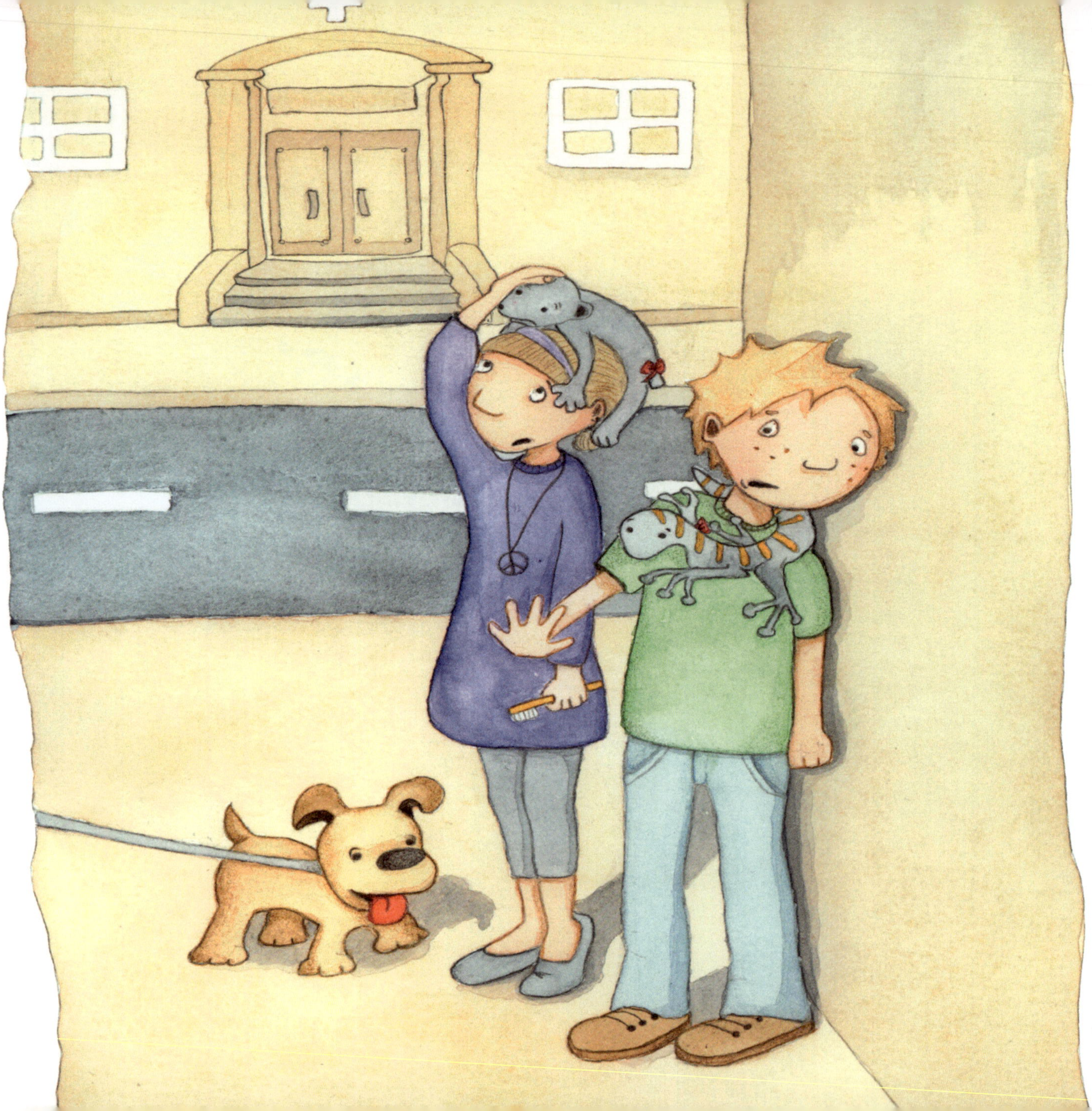

Außerdem gab es in der Klasse noch Nieke mit

NIBÄRLIE,

das furchtbar erschrickt, wenn es nur das Wort „Zahnarzt“ hört.

Und Kalle mit

KAMALANDER,

das zu zittern beginnt, sobald Hunde in der Nähe sind.

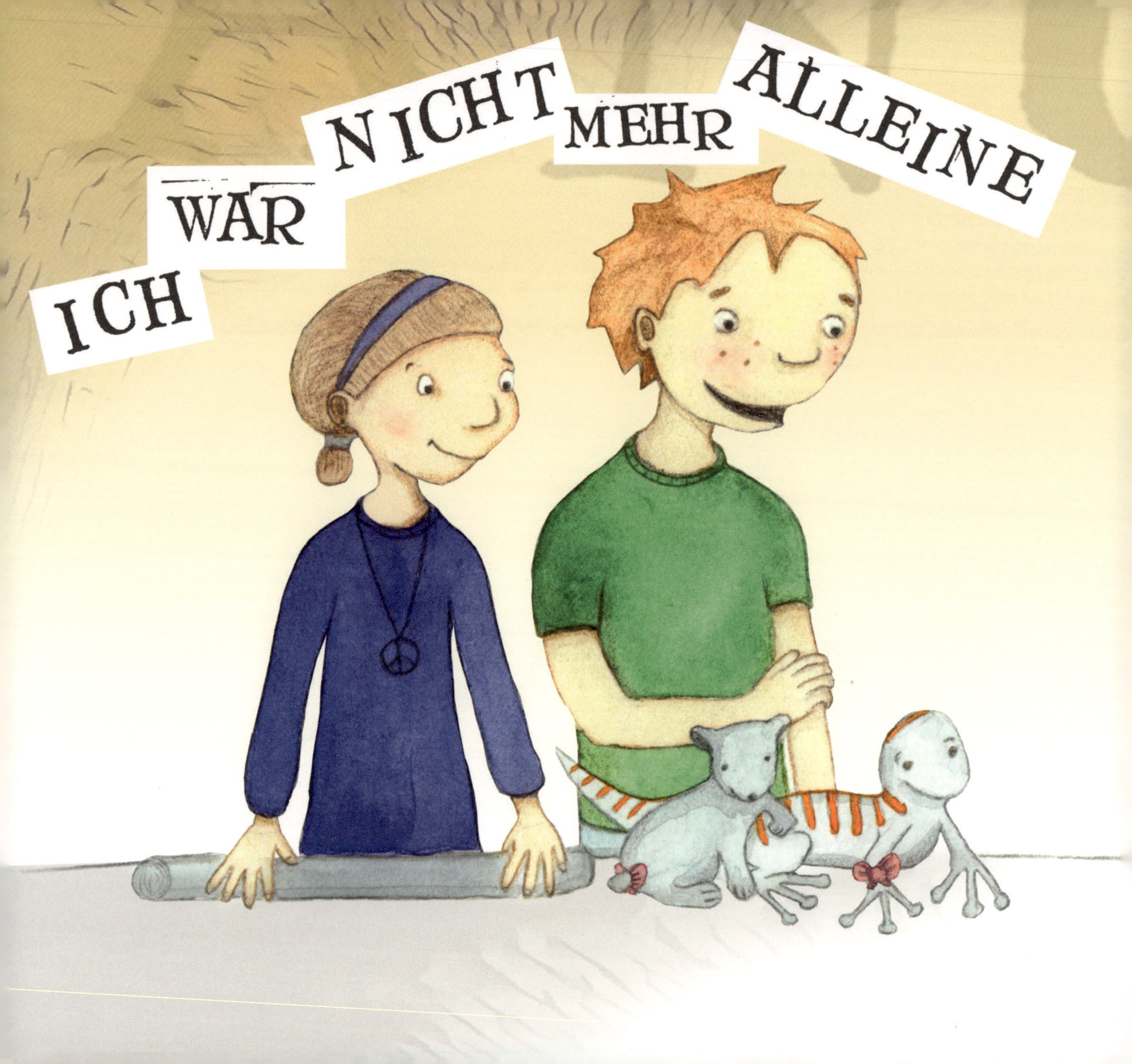
ICH WAR NICHT MEHR ALLEINE

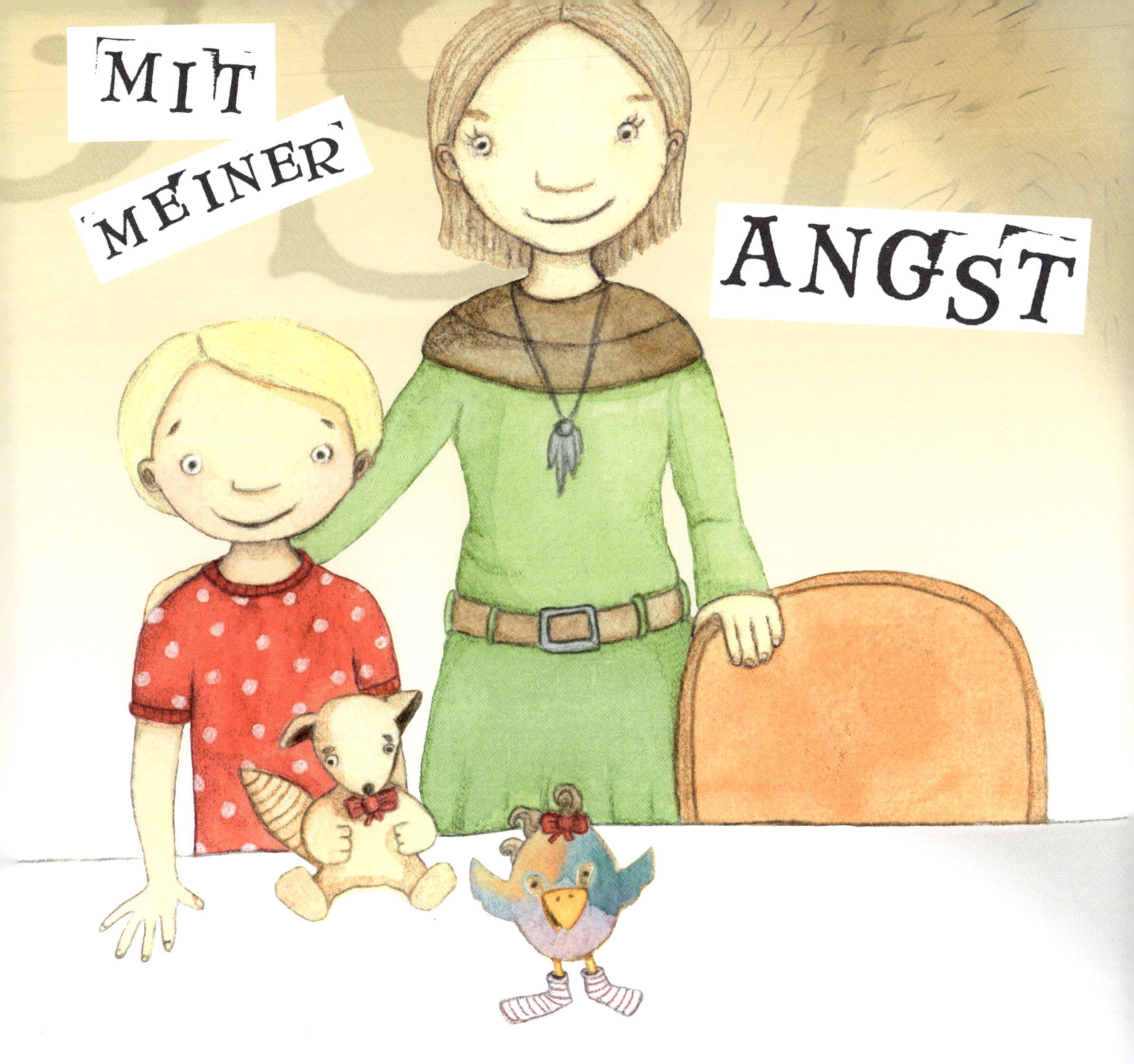
MIT
MEINER
ANGST

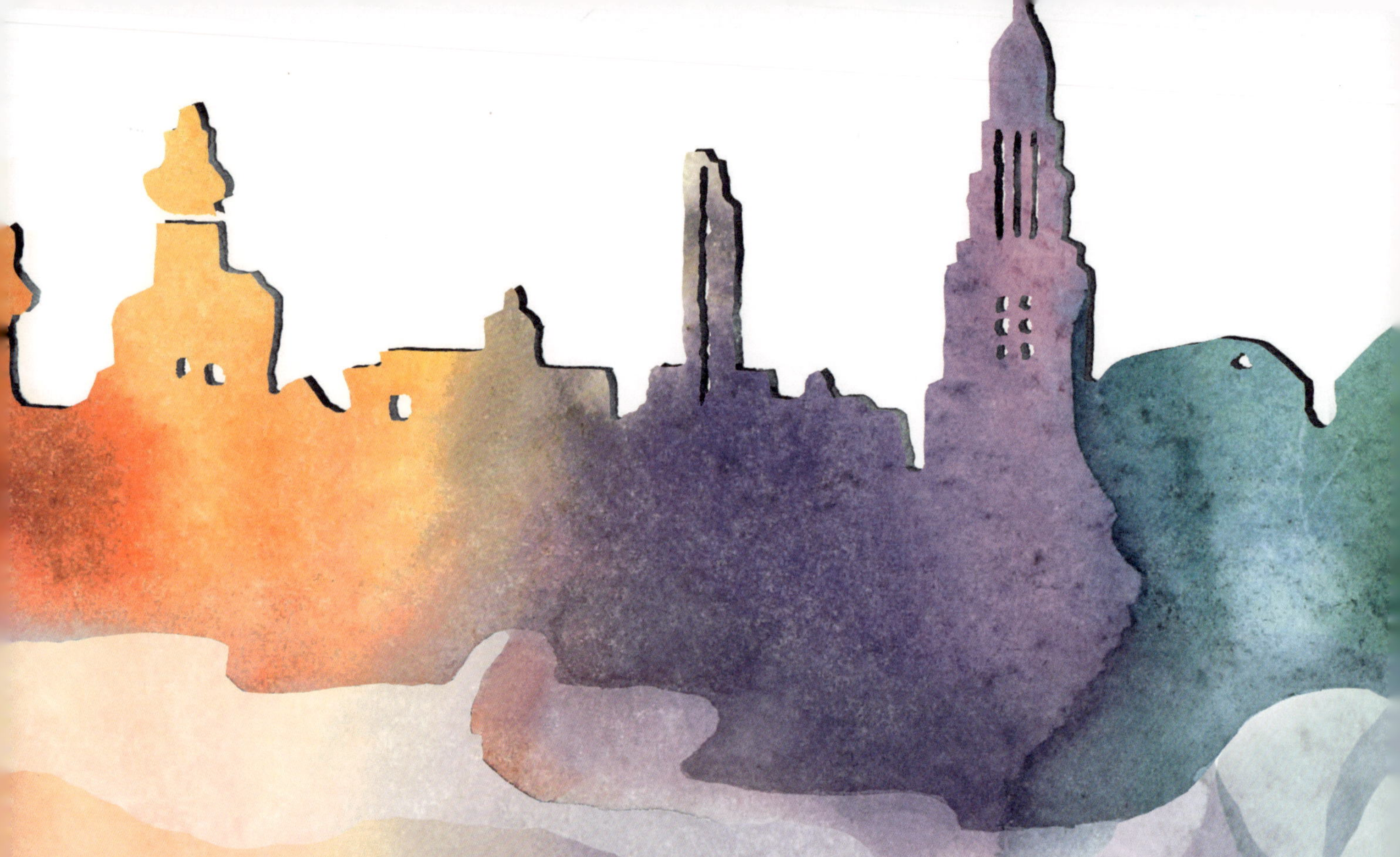

Heute war ein besonderer Tag:
Seitdem Tabulu da ist, habe ich mich das erste Mal vor die ganze Klasse getraut. Ich habe mit Nieke und Kalle einen Vortrag über meine Heimatstadt Kiel gehalten. Ich war verantwortlich für die Bilder, Kalle kümmerte sich um das Sammeln der Fakten und Nieke übernahm das Reden.
Jeder von uns machte genau das, was ihm am besten liegt.
Am Ende habe ich mich sogar getraut zu sagen, was ich selbst so toll an Kiel finde: das Meer und das Segeln.

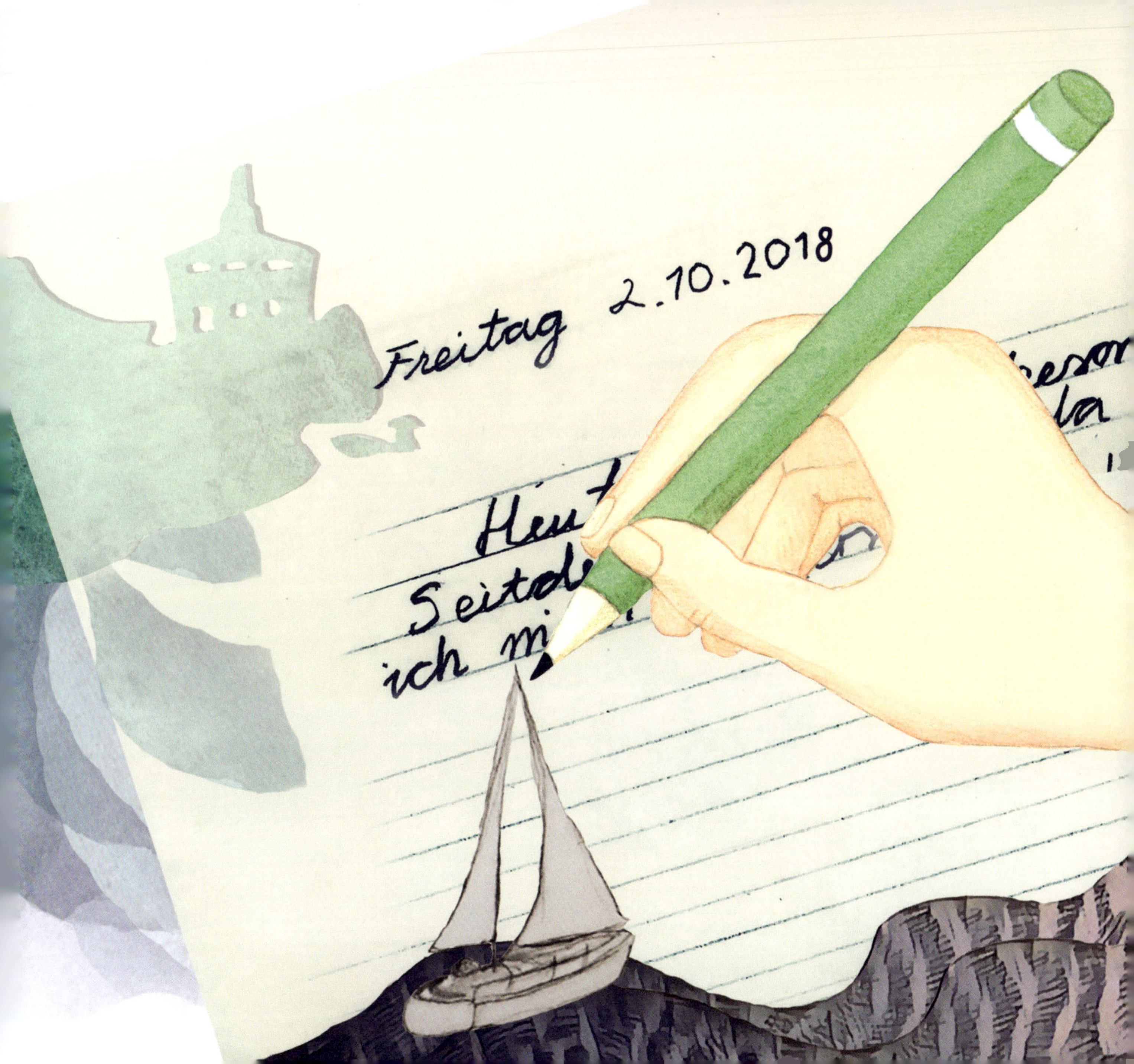
Freitag 2.10.2018

Als ich anfing zu reden, merkte ich sofort, wie Tabulu sich auf meiner Schulter anspannte.

Es pikste mich leicht in die Wange und flatterte etwas mit seinen Flügeln. Aus Gewohnheit, glaube ich.

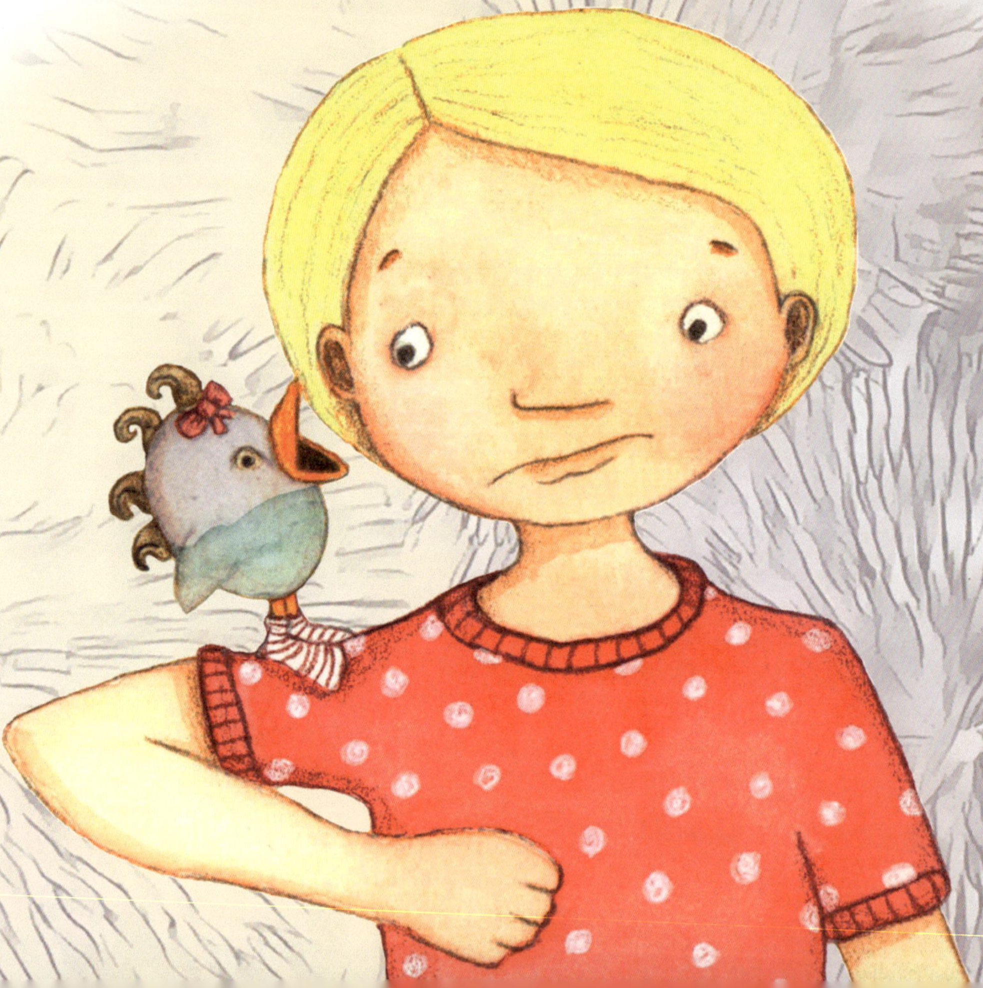

Dann setzte es sich wieder gemütlich auf meine Schulter …

… und schlief ein.

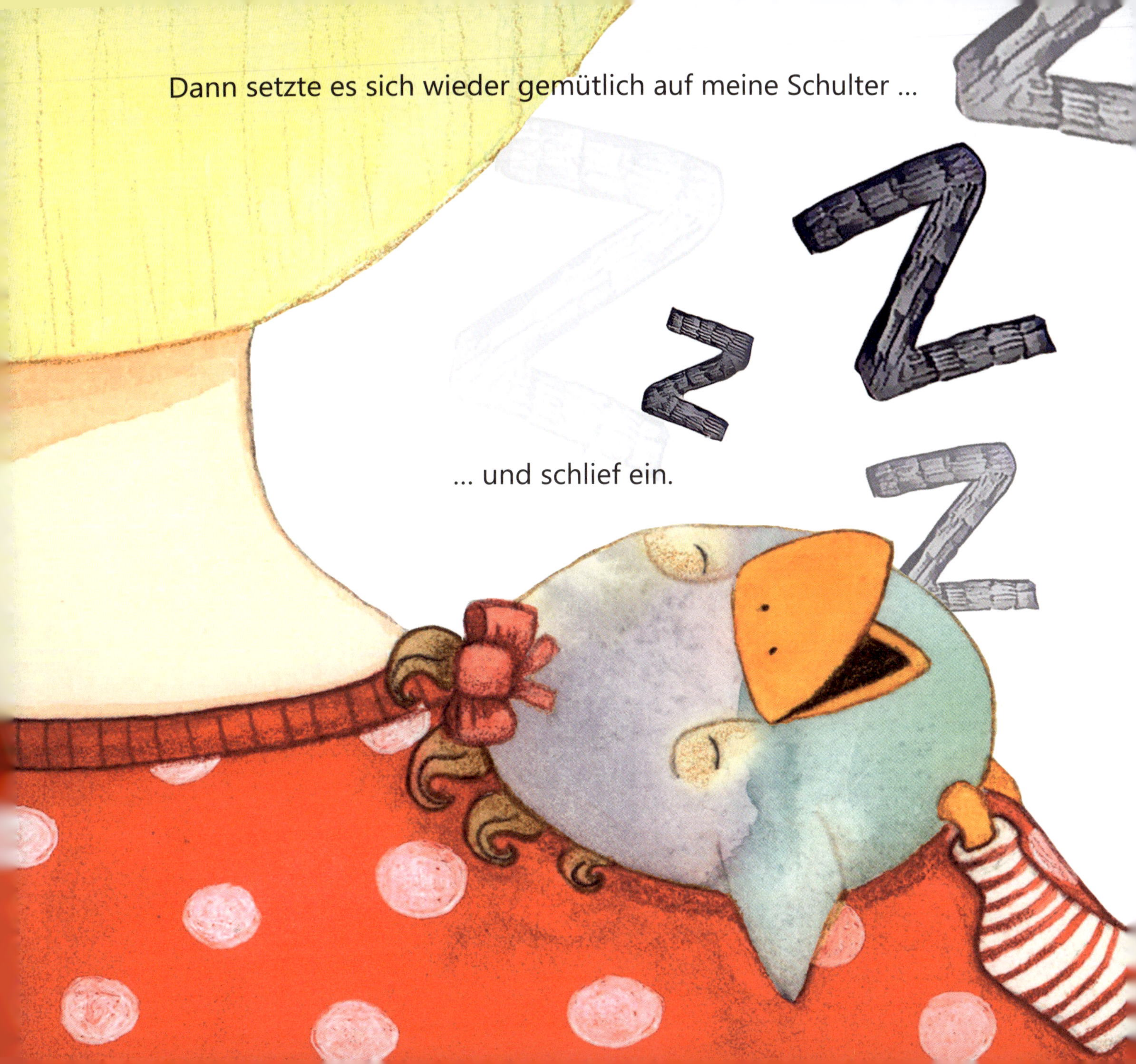

Wenn du auch ein Tabulu oder so etwas Ähnliches hast, dann glaube mir: Du bist nicht alleine! Erzähl davon ruhig einem Erwachsenen, dem du traust, und lerne es – deine Angst – besser kennen.

Schau dich um: Es gibt tatsächlich viele von uns, die mit ihren Tabulus und Ringurus an der Seite glücklich durch das Leben gehen.

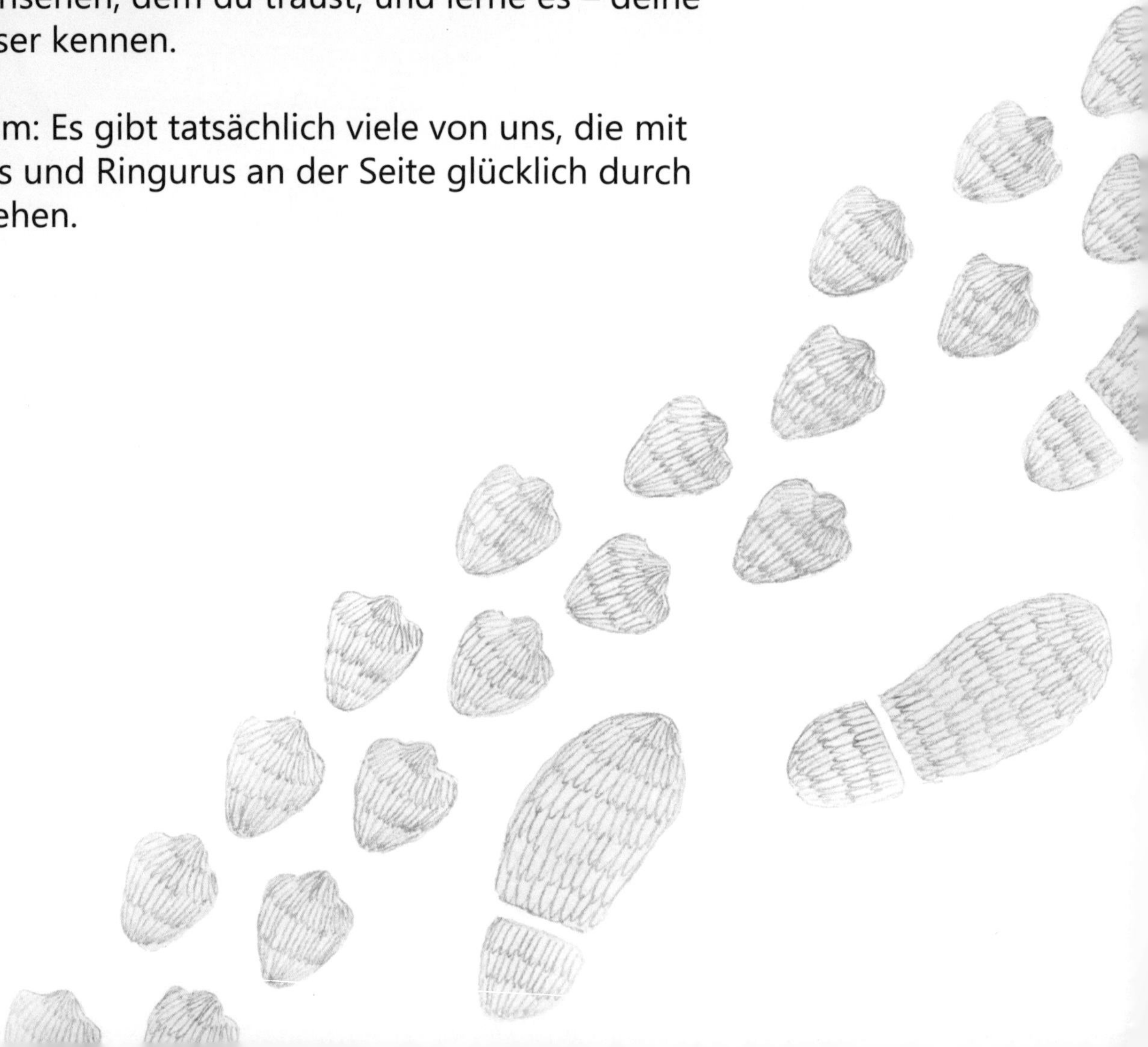

Hier hast du Platz, um deine Angst vorzustellen:

Name:

Das mag es nicht:

Das mag es besonders gern:

So lernten wir uns kennen:

Du brauchst mehr Platz um deine Angst vorzustellen? Dann schau mal hier:
www.mindolino.de/mein-tabulu

Wir freuen uns schon auf die Zusendung deines Steckbriefs für unsere Onlinegalerie! Schreibe an info@mindcolors.de

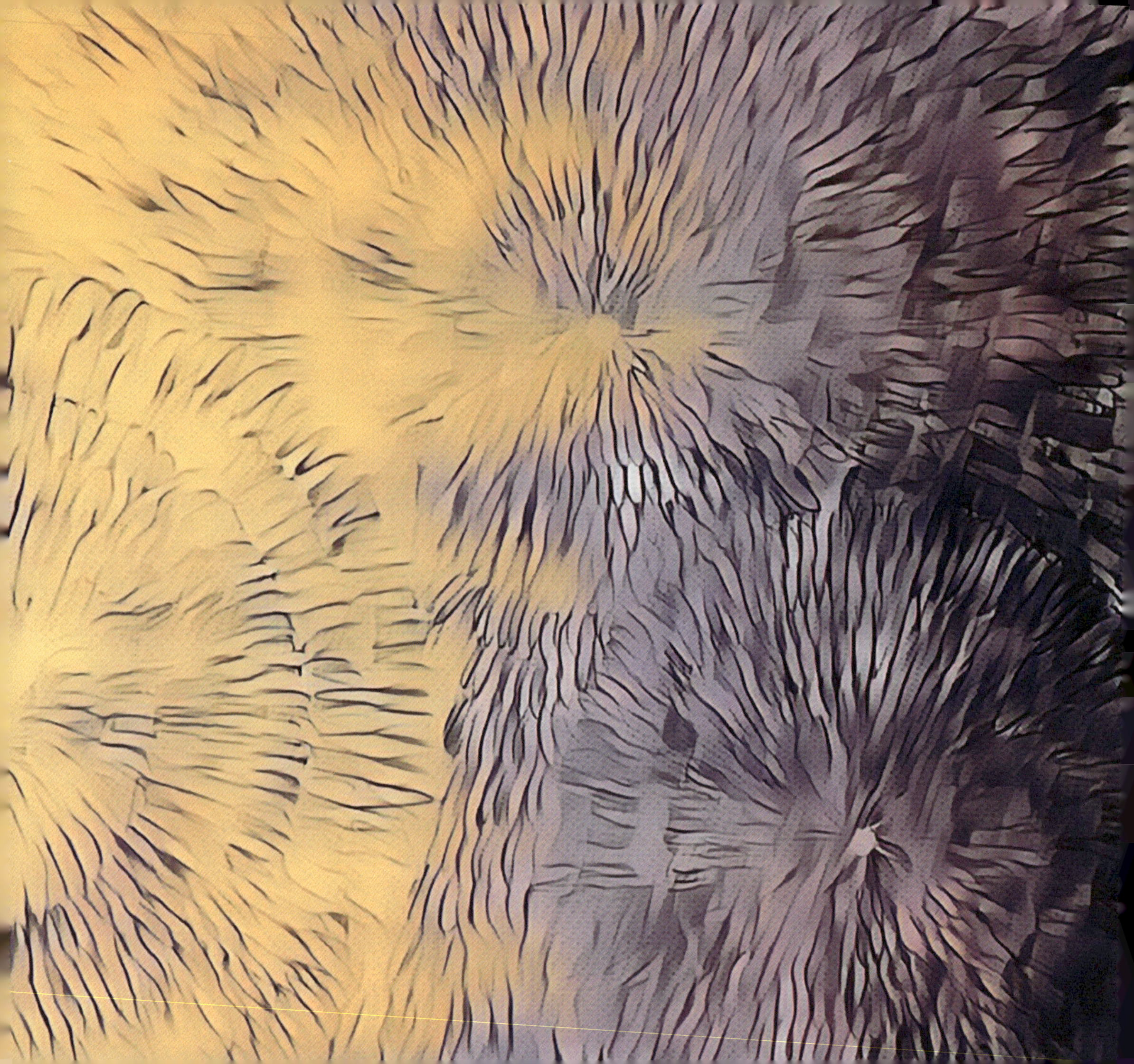

Hintergrundinformationen

Wann wird aus Angst eine Angststörung?

Angst ist die natürliche und sofortige Reaktion, wenn Menschen eine Gefahr erkennen. Sie bereitet unseren Körper darauf vor, schnell zu handeln, um die Gefahr zu bekämpfen oder uns in Sicherheit zu bringen. Angst an sich ist also „normal". Bei Kindern muss außerdem bedacht werden, dass es für jeden Lebensabschnitt bestimmte Ängste und Verhaltensauffälligkeiten gibt, die dann typischerweise auftreten, aber ebenso selbstständig wieder gehen.

Oft kann man sich gut an Situationen erinnern, in denen man Angst (oder andere starke Gefühle) hatte. Anscheinend erinnern wir uns an bestimmte Dinge gut, wenn sie mit Gefühlen einhergehen. Wer häufiger Angst erlebt, lernt ganz von allein, dass die Angst dann in ähnlichen Situationen auftritt, z. B. immer, wenn ich vor anderen spreche – die könnten mich ja dumm finden. Selbst Details der Situation können dadurch mit dem Angstgefühl verknüpft werden und später erneut Angst auslösen. Hier gibt es wichtige Unterschiede, denn nicht jeder ist gleich empfindlich (vulnerabel) für solche Gedanken, Befürchtungen und Gefühle. Vieles kann beeinflussen, wie empfindlich wir auf eine bestimmte Angst reagieren: unsere körperliche Grundausstattung (z. B. mitverursacht durch unsere Gene), Teile unseres Temperaments (z. B. das Ausmaß an Verhaltenshemmung), die Erziehung durch die Eltern sowie unsere bisherigen Erfahrungen mit Ängsten (z. B. wie schüchtern der Vater mit Fremden spricht), Selbstvertrauen und die Hilfsangebote, die uns zur Verfügung stehen (z. B. ein verständnisvolles Elternteil). Es ist also „normal", unterschiedlich empfindlich zu sein, da wir durch unsere unterschiedlichen bio-psycho-sozialen Bedingungen geprägt werden.

Meist können wir mit Ängsten gut umgehen. Bei der Bewältigung helfen uns bestimmte Strategien und andere Menschen. Problematisch wird es besonders dann, wenn „Stress" im Sinne von starken oder langandauernden Belastungen dazukommt und wir wenig Kraft oder keine günstigen Bewältigungsstrategien haben. Wenn die angstauslösende Gefahr besonders groß ist oder wenn wir gerade unter der Trennung der Eltern, dem Umzug oder der Umstellung auf eine neue Schule leiden, dann kann eine besonders intensive Erinnerung zurückbleiben. Diese hochemotionale Erinnerung lässt uns in Zukunft häufiger an die starke Angst denken und eine große Gefahr erwarten. Nur noch weg! Das wünschen wir uns dann und beginnen, immer mehr Situationen zu vermeiden. Kurz gesagt, kann ausgehend von der Empfindlichkeit bei gleichzeitigem Stress eine Angststörung entstehen, die sich verselbstständigt und zu Vermeidungsverhalten führt. Es ist also „normal", dass man unter bestimmten Umständen eine Erwartungsangst mit belastendem Vermeidungsverhalten – also eine Angststörung – entwickeln kann. Selbst ein einmaliges Ereignis, z. B. ein Unfall, eine Gewalterfahrung oder der Tod einer nahestehenden Person, kann zum Ausbruch einer Angsterkrankung führen.

Die Gruppe der Angststörungen kommt häufiger vor als jede andere Gruppe von psychischen Störungen. Etwa 10 % der Kinder und Jugendlichen in Deutschland erfüllen im Laufe ihrer Kindheit und Jugend die Kriterien irgendeiner Angststörung, wobei die Zahl nur eine ungefähre Schätzung darstellt.

Woran erkenne ich, ob ein Kind an einer Angststörung leidet?

Alle Störungen sind mit einem starken Leidensdruck bzw. bedeutsamen Einschränkungen im Alltag verbunden. Betroffene Kinder können gereizt oder gehemmt wirken, weinen oder sich schnell zurückziehen. Noten können sich plötzlich verschlechtern. Bei einigen stehen körperliche Beschwerden ohne körperliche Ursache im Vordergrund, z. B. Übelkeit, Erbrechen, Bauchschmerzen. Oft vermeiden Betroffene zunehmend soziale Aktivitäten und geben Hobbys auf, besuchen Freundinnen nicht mehr oder weigern sich, zur Schule oder Kita zu gehen. In manchen Fällen wird nur eine ganz bestimmte Situationen vermieden (z. B. dunkle Räume, Fahrstühle, mündliche Vorträge, Wortmeldungen, Arztbesuche, Besuch bei Menschen mit Hund). In jedem Fall sollten Beschwerden und Veränderungen der Kinder ernst genommen werden und eine Fachperson zu Rate gezogen werden.

Wo finde ich Hilfe?

Jeder Schritt hilft – auch wenn sich nicht von heute auf morgen Erfolge einstellen. Für das betroffene Kind ist ein offener, verständnisvoller und aufgeklärter Erwachsener an seiner/ihrer Seite wichtig. Erste professionelle Anlaufstelle ist in der Regel die Kinderärztin, die die entsprechende Störung feststellen kann und zur Fachärztin, Psychologin oder Sozialpädagogin überweist. Dort wird häufig eine kognitive Verhaltenstherapie durchgeführt. Welche Behandlungsangebote als empfehlenswert gelten, kann den aktuell gültigen Leitlinien für die Behandlung von Angststörungen bei Kindern (voraussichtlich 07/2019, AWMF-Leitlinie 028-022) bzw. Erwachsenen (AWMF-Leitlinie 051-028) entnommen werden. Vertiefende Fachinformationen stellen außerdem Betroffenenvertreter (z. B. Deutsche Angstselbsthilfe), Fachverbände (z. B. DGPPN), Krankenkassen, Sozialträger (z. B. Diakonisches Werk) und der schulpsychologische Dienst bzw. die Schulsozialarbeit zur Verfügung. Die Stellen bieten oft die Möglichkeit an, Referentinnen für Weiterbildungen einzuladen.

Eltern und Geschwister dürfen nicht vergessen, dass auch sie Unterstützung und Zuspruch erwarten dürfen. In lokalen Selbsthilfegruppen können sie ihre Erfahrungen mit anderen Eltern und Geschwistern austauschen und Halt bzw. Ablenkung finden. Erzieherinnen und Lehrerinnen sollten das Gespräch mit den Eltern suchen, um über das erlebte Verhalten des betroffenen Kindes zu berichten. Die Eltern sind schließlich (neben dem Kind selbst) die wichtigsten Ansprechpartner der Kinderärztin oder Therapeutin, um Informationen für die Diagnostik zu erhalten.

Wie kann ich als Erwachsener dazu beitragen, dass betroffene Kinder damit leben können?
Die eigentliche Störung wird im Rahmen der Therapie behandelt. Darüber hinaus wollen wir Sie aber auch dafür sensibilisieren, dass das betroffene Kind über einen längeren Zeitraum unsere Unterstützung benötigen kann. Es kann Opfer von Stigmatisierung und Diskriminierung werden oder sich selbst die Schuld geben. Erwachsene im Umfeld des Kindes stehen hier in der Verantwortung, weil sie aktiv an diesen Prozessen teilhaben. Im Folgenden beziehen wir uns auf Empfehlungen von Asmus Finzen in seinem Buch „Stigma psychische Krankheit“ (Köln, 2013).

An erster Stelle steht Information. Wir können uns im Internet, in Selbsthilfebüchern und durch Vorträge über die Störung und ihre Folgen informieren. Dazu zählt auch, sich mit den Themen Ressourcen, Störung und Familie sowie Stigmatisierung und Diskriminierung auseinanderzusetzen. Wir können lernen, dass Gesundheit beeinflussbar ist, dass Patienten Rechte haben, dass jeder Mensch Vorurteile und Vorannahmen in sich trägt und dass Kinder positive Vorbilder brauchen. Kinderbücher wie „Mein Tabulu“ sind dabei eine sinnvolle Ergänzung, da sie einerseits als Türöffner für ein Gespräch dienen und andererseits die Erkrankung in kindgerechter Form darstellen.

Zweitens müssen wir akzeptieren, dass Stigmatisierung die Betroffenen mehrfach schädigt und an der Teilhabe an unserer Gesellschaft hindert. Die betroffenen Kinder müssen das Recht, die Möglichkeiten und den Mut zugesprochen bekommen, empfundene und erlebte Diskriminierung zu benennen und dagegen vorzugehen. Hier sind wir Erwachsenen als Vorbilder gefordert: Wie sprechen wir über die Störung? Machen wir uns darüber lustig? Verheimlichen wir die Störung im Bekanntenkreis? Sprechen wir es an, wenn Lehrerinnen oder Erzieherinnen das Kind bevormunden oder entwürdigende Strafen aussprechen? Indem wir als Vorbilder akzeptierend mit der Störung umgehen, erleichtern wir es dem Kind die Entwicklungsaufgabe „Akzeptieren der Störung" zu bewältigen. Da kann es schon helfen, auf berühmte Menschen hinzuweisen, die mit ihren psychischen Störungen Bedeutendes leisten konnten und Anerkennung bekamen wie zum Beispiel: Johann Wolfgang von Goethe, Charles Darwin, Edvard Munch, Sigmund Freud, Woody Allen, Whoopi Goldberg, Dustin Hoffmann, Michael Jackson, Madonna, Nicole Kidman und Justin Bieber.

Drittens müssen wir uns und dem Kind deutlich machen, dass an einer psychischen Störung niemand schuld ist. Insbesondere nicht die Kinder selbst, denn genau das befürchten oder denken sie häufig. Hilfreich kann es sein, unsere eigenen Erfahrungen mit diesen Gedanken, Ängsten und bewältigten Diskriminierungserfahrungen offenzulegen. Wir können Kindern (spätestens ab dem Grundschulalter) zutrauen zu verstehen, dass Menschen in ihrer Umgebung unsinnige oder abwertende Meinungen haben und inakzeptables Verhalten zeigen.

An vierter Stelle steht die Hilfe zur Selbsthilfe. Wenn wir uns selbst als Beteiligte der Störung verstehen, auf die sich die Folgen ebenso auswirken können, dann können wir diese Funktion übernehmen. Es ist sinnvoll, das Thema psychische Erkrankungen offen und ohne Scheu bei anderen Erziehungspersonen (Großeltern, älteren Geschwistern, Erzieherinnen, Lehrerinnen, Trainerinnen im Verein) anzusprechen und Vorurteile auszuhalten, um sie mit eigenem Krankheitswissen zu entkräften. Auch der Austausch und die Aktivitäten in Selbsthilfegruppen für Angehörige oder die Mitarbeit an kommunalen und überregionalen Initiativen stärken entstigmatisierende Strukturen und sorgen für gesellschaftliche Sichtbarkeit. Nicht Informationskampagnen überzeugen unser Gegenüber, sondern authentische Gespräche mit Betroffenen.

Wir müssen außerdem dafür sorgen, dass die Interessen des betroffenen Kindes erkannt und durchgesetzt werden. Dazu zählt, dass wir das Tempo und die Schritte nach vorn und zurück akzeptieren, in denen sich das Kind entwickelt bzw. die Störung sich zeigt. Im Schulalltag gehört dazu, dass wir aktiv und mit Ausdauer Hilfen und Maßnahmen zum Nachteilsausgleich einfordern (siehe www.mindolino.de/media/documents/handreichung-schule-und-krankheit.pdf), z. B. schriftliche Arbeiten statt Vorträge vor der Klasse oder dass Tests in einem gesonderten Raum ohne Mitschüler geschrieben werden dürfen.

Zuletzt wünschen wir uns, dass Sie sich selbst nicht vergessen. Für alle Aktivitäten, die Einarbeitung in diese Themen, für das Trösten und unterstützende Gespräche brauchen Sie Kraft, Mut, Zeit und – ja – Liebe zu sich und dem betroffenen Kind. Wie wir mit unserer Kraft umgehen, wann wir mal nur für uns da sind und wie wir im Alltag Belastungen bewältigen (oder auch mal nicht) – das alles können entscheidende Impulse im Positiven wie im Negativen für die Menschen in unserem Umfeld sein.

Zukunft

Wie bei vielen weiteren psychischen Störungen bleibt die erhöhte Empfindlichkeit bestehen, auch wenn die Störung sich aktuell nicht mehr zeigt. Selbst erfolgreiche Therapien „vertreiben" nicht die Spuren, die eine Störung hinterlassen hat, sondern legen daneben neue Wege an. Betroffene werden lernen müssen, mit ihrer Empfindlichkeit – also auch der ausgelösten Angst, die im Buch als Tabulu dargestellt wird – den Alltag zu meistern. Es besteht lebenslang die Möglichkeit, dass in späteren Stresssituationen oder Lebenskrisen die Angststörung oder auch eine andere Störung (erneut) ausbricht. Damit Tabulu aber nicht riesig wird (Störungsausbruch), ist es wichtig, eigene Signale, Stärken und Unterstützungsmöglichkeiten zu erkennen und zu nutzen sowie persönliche Gegenmaßnahmen zu starten, um rechtzeitig beim ersten „Piepsen" gegenzusteuern.

Infos und Hilfe im Internet mit kurzer Inhaltsbeschreibung

- www.angstselbsthilfe.de (Online-Beratung, Vernetzung mit Selbsthilfegruppen)
- www.awmf.org/leitlinien/detail/ll/051-028.html (Übersicht empfehlenswerter Therapien)
- www.bapk.de (Bundesverband der Angehörigen psychisch erkrankter Menschen e. V.)
- www.bke.de (Deutschlandweite Übersicht zu Erziehungsberatungsstellen)
- www.bke-beratung.de (kostenlose und anonyme Beratung für Jugendliche sowie Eltern)
- https://www.bptk.de/wp-content/uploads/2019/01/BPtK_Elternratgeber.pdf (Qualifizierte Informationen zu Psychotherapie bei Kindern und Jugendlichen)
- www.dgppn.de (Verband von Fachärzten)
- www.gefuehle-fetzen.net (für Jugendliche, Zusammenhang von Gefühlen und psychischen Problemen)
- www.irrsinnig-menschlich.de (führen Präventionsaktionen vor Ort gemeinsam mit Betroffenen durch)
- www.kindergesundheit-info.de/themen/entwicklung/psychische-gesundheit/wegweiser-entwicklungsprobleme (Allgemeine Übersicht der Bundeszentrale für gesundheitliche Aufklärung zu Hilfsangeboten)
- www.mindcolors.de (Unsere Initiative zur Entstigmatisierung psychischer Erkrankungen)
- www.mindolino.de (Unsere Bücherreihe zur Mindcolors-Initiative)
- www.mindolino.de/media/documents/handreichung-schule-und-krankheit.pdf (Infomaterial zu Nachteilsausgleich, Fortbildungen, Schulprojektvernetzung)
- www.soullala.de (Entstigmatisierungsprojekt vom Dachverband Gemeindepsychiatrie)
- www.telefonseelsorge.de (0800/111 0 111)

Verlage, die spezielle Literatur von und für Betroffene, Kinder und Angehörige anbieten, sind unter anderem:

- www.mabuse-verlag.de
- www.antipsychiatrieverlag.de
- www.atp-verlag.de
- www.balance-verlag.de
- www.emh.ch
- www.hogrefe.de/psychologische-kinderbuecher
- www.psychiatrie-verlag.de